Anya Celeste

Ho'oponopono Essencial
Cuidando da Mente e da Alma

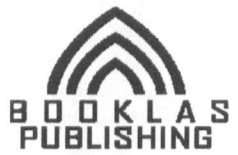

Título Original: Ho'oponopono Essencial

Copyright © 2025, publicado por Luiz Antonio dos Santos ME.

Este livro é uma obra de não-ficção que explora práticas e conceitos no campo do desenvolvimento pessoal e da abundância. Através de uma abordagem abrangente, o autor oferece ferramentas práticas para alcançar equilíbrio emocional, prosperidade e realização pessoal.

1ª Edição
Equipe de Produção

Autor: Anya Celeste
Editor: Luiz Santos
Capa: Studios Booklas/ Guilhermo Anturus
Diagramação: Zara Cruz

Publicação e Identificação
Ho'oponopono Essencial
Editora Booklas, 2025
Categorias: Desenvolvimento Pessoal/ Espiritualidade/ Holismo
DDC: 158.1 - CDU: 159.923.2

Todos os direitos reservados a:
Luiz Antonio dos Santos ME / Booklas
Nenhuma parte deste livro pode ser reproduzida, armazenada num sistema de recuperação ou transmitida por qualquer meio — eletrônico, mecânico, fotocópia, gravação ou outro — sem a autorização prévia e expressa do detentor dos direitos de autor.

Sumário

Prólogo 4
Capítulo 1 Compreendendo Ho'oponopono 7
Capítulo 2 Limpeza Interior 14
Capítulo 3 A Essência da Cura 21
Capítulo 4 O Mantra da Cura 28
Capítulo 5 Manifestando seus Desejos 35
Capítulo 6 Ancorando-se no Presente 43
Capítulo 7 Aprofundando a Conexão 51
Capítulo 8 Harmonia nos Laços 59
Capítulo 9 Curando as Raízes 67
Capítulo 10 Libertando-se das Correntes 75
Capítulo 11 Autoestima 82
Capítulo 12 Prosperidade Abundante 90
Capítulo 13 Harmonia Interior, Corpo Saudável 98
Capítulo 14 Fluxo Interior 106
Capítulo 15 Heranças do Passado 114
Capítulo 16 Ho'oponopono para Crianças 122
Capítulo 17 Harmonia e Cura na Relação 130
Capítulo 18 Prosperidade Financeira com Consciência 138
Capítulo 19 Purificação do Lar 146
Capítulo 20 Mensagens do Subconsciente 154
Capítulo 21 Envelhecendo com Sabedoria e Serenidade 161
Capítulo 22 Encontrando Alívio e Cura 169
Capítulo 23 Transformando a Energia do Fogo 176
Capítulo 24 Libertando o Medo 184

Capítulo 25 Ansiedade: Acalmando a Mente 191
Capítulo 26 Depressão, Autocura e Esperança 198
Capítulo 27 Consolo na Dor da Perda 206
Capítulo 28 Libertando-se das Amarras do Passado 214
Capítulo 29 Conectando-se com a Essência Divina 222
Capítulo 30 Harmonia Energética 229
Capítulo 31 Cura com o Poder do Som 237
Capítulo 32 Lei da Atração 244
Capítulo 33 Ho'oponopono Avançado 251
Capítulo 34 Inspirando a Transformação 259
Epílogo 267

Prólogo

É com imensa satisfação que coloco em suas mãos este livro que carrega não apenas palavras, mas uma sabedoria ancestral capaz de transformar vidas. O Ho'oponopono não é apenas uma prática; é um convite silencioso e profundo para revisitar a própria essência, curar memórias, dissolver bloqueios e resgatar o equilíbrio interior.

Ao me deparar com essa obra, fui tocado pela simplicidade e profundidade de seus ensinamentos. Em um mundo tão acelerado e cheio de ruídos, encontrar um caminho que nos devolve à paz interior é um presente raro. Cada página que você prestes a explorar revela uma filosofia prática e acessível, fundamentada em quatro frases poderosas: "Sinto muito. Me perdoe. Eu te amo. Sou grato(a)." Essas palavras carregam uma força transformadora capaz de curar dores invisíveis e restaurar conexões perdidas — com os outros, com o mundo e, principalmente, com você mesmo.

Este livro não traz fórmulas prontas, mas um convite sincero à autorresponsabilidade e ao amor incondicional. É um guia para quem busca respostas e, mais ainda, para quem está pronto para fazer as perguntas certas.

Permita-se mergulhar nesta leitura com o coração aberto. A cada capítulo, você perceberá que a verdadeira transformação começa de dentro para fora. O caminho pode ser silencioso, mas os resultados ecoam profundamente na alma.

Que esta obra inspire você a liberar o que já não serve, a perdoar com leveza, a amar sem reservas e a agradecer por cada passo dessa jornada.

Boa leitura e uma profunda jornada de cura,
Luiz Santos
Editor

Capítulo 1
Compreendendo Ho'oponopono

O Ho'oponopono revela-se como uma prática transformadora, fundamentada na sabedoria ancestral havaiana, que orienta indivíduos a alcançar equilíbrio emocional, mental e espiritual por meio da autoconsciência e da responsabilidade pessoal. Essa filosofia de vida convida à reflexão profunda sobre os próprios pensamentos, memórias e crenças, destacando a importância de reconhecer que todas as experiências vividas são reflexos internos que podem ser compreendidos e ressignificados. Ao aplicar seus princípios, como o perdão, o arrependimento, a gratidão e o amor incondicional, é possível promover a reconciliação interior e a harmonia nas relações interpessoais, conduzindo a uma jornada de cura contínua e expansão da consciência. Essa abordagem prática e acessível permite a qualquer pessoa iniciar um processo de autotransformação, dissolvendo bloqueios emocionais e liberando padrões limitantes que impedem o fluxo natural da vida.

A prática do Ho'oponopono estimula a conexão com a essência interior, reconhecendo que a mudança começa a partir do reconhecimento de responsabilidades individuais. Por meio de simples repetições de frases poderosas, como "Sinto muito", "Me perdoe", "Eu te amo" e "Sou grato", o indivíduo ativa um processo de limpeza de memórias subconscientes que geram conflitos e desequilíbrios. Esse método não exige rituais complexos ou intermediários, tornando-se uma ferramenta eficaz para quem busca transformar desafios cotidianos em oportunidades de crescimento. Essa simplicidade, aliada à profundidade de seus resultados, permite que o Ho'oponopono se encaixe naturalmente em diversas culturas e estilos de vida, consolidando-se como um caminho acessível para o bem-estar integral.

Ao integrar o Ho'oponopono no cotidiano, cria-se um espaço de autocompaixão e aceitação, onde o passado deixa de ser um peso e passa a ser compreendido como parte da jornada evolutiva. Essa prática contínua facilita o desprendimento de ressentimentos, medos e limitações, permitindo que a energia flua de forma leve e equilibrada. Ao assumir a responsabilidade plena por tudo o que se manifesta, abre-se a possibilidade de cultivar relações mais harmoniosas, fortalecer a saúde emocional e mental, além de impulsionar a realização pessoal e espiritual. O Ho'oponopono, portanto, não apenas cura, mas também orienta na construção de uma vida pautada na paz, no amor e na verdadeira liberdade interior.

A palavra "Ho'oponopono" carrega em si uma profunda essência da cultura havaiana, traduzindo-se como "corrigir um erro" ou "tornar certo". Essa expressão revela mais do que um simples conceito linguístico; ela representa uma filosofia de vida voltada à restauração do equilíbrio e da harmonia. Na tradição havaiana, o Ho'oponopono era amplamente utilizado como um ritual de cura coletiva, aplicado dentro de famílias e comunidades para resolver conflitos, restaurar relacionamentos e reequilibrar a energia vital. Havia a crença de que doenças físicas e emocionais surgiam como reflexos de desajustes internos e desarmonia nas relações interpessoais. Assim, o Ho'oponopono emergia como um caminho para limpar esses bloqueios e permitir que a energia fluisse livremente novamente.

Nos encontros tradicionais, a condução do processo ficava sob a responsabilidade de um kahuna, figura de grande respeito, reconhecida como sacerdote ou curandeiro. Esse líder espiritual guiava os participantes por meio de orações, confissões sinceras e rituais de purificação. Cada membro envolvido era incentivado a reconhecer seus erros, expressar arrependimento e pedir perdão, promovendo assim uma limpeza profunda não apenas das emoções, mas também das energias que sustentavam os conflitos. A reconciliação não era apenas desejável, mas essencial, pois acreditava-se que a cura individual contribuía diretamente para a saúde e o equilíbrio de toda a comunidade. A interconexão entre os indivíduos era vista como algo sagrado e indissociável, e a harmonia de um refletia no bem-estar de todos.

Com o passar dos séculos, o Ho'oponopono não permaneceu estático. Adaptou-se às mudanças sociais e culturais, ampliando sua aplicação para além das comunidades havaianas. Essa evolução foi profundamente influenciada por Morrnah Nalamaku Simeona, uma kahuna respeitada que, no século XX, reformulou a prática para torná-la mais acessível ao mundo moderno. Morrnah percebeu que, para que o

Ho'oponopono alcançasse um público mais amplo, seria necessário adaptar seus rituais sem perder sua essência. Assim, ela desenvolveu uma abordagem individualizada, permitindo que qualquer pessoa pudesse aplicar os princípios do Ho'oponopono de forma autônoma, sem a necessidade de um líder espiritual. Essa transformação tornou a prática mais simples e aplicável ao cotidiano, independentemente de crenças religiosas ou culturais.

Na versão moderna do Ho'oponopono, a ênfase recai sobre a responsabilidade pessoal. Segundo essa perspectiva, tudo o que experimentamos em nossa realidade externa é um reflexo direto de memórias e crenças armazenadas em nosso subconsciente. Essas memórias, muitas vezes invisíveis à consciência, moldam nossas percepções, reações e experiências. Ao nos voltarmos para dentro e reconhecermos que somos cocriadores da nossa própria realidade, podemos iniciar um processo profundo de limpeza e transformação. Essa purificação acontece por meio da repetição de frases simples, mas poderosas: "Sinto muito", "Me perdoe", "Eu te amo" e "Sou grato". Cada palavra carrega uma intenção específica que atua diretamente na liberação de memórias e padrões negativos, permitindo que a paz e a clareza retornem ao nosso ser.

Os princípios fundamentais do Ho'oponopono sustentam essa prática com solidez. A responsabilidade plena é o alicerce, pois implica aceitar que tudo o que acontece em nossa vida está, de alguma forma, conectado a nós. Isso não significa culpa, mas sim poder — o poder de transformar o que não nos serve mais. A interconexão reforça a ideia de que nossas ações, pensamentos e emoções influenciam não só a nós mesmos, mas também todo o ambiente ao nosso redor. O perdão surge como um bálsamo curativo, liberando mágoas profundas e dissolvendo barreiras emocionais. O arrependimento, por sua vez, é um gesto de humildade que reconhece falhas e abre espaço para a reconciliação. A gratidão eleva a vibração interna, direcionando o foco para as bênçãos presentes, enquanto o amor incondicional permeia toda a prática, sendo a força mais poderosa de cura e transformação.

Os benefícios do Ho'oponopono são vastos e abrangem diversas esferas da vida. Ao limpar as memórias negativas, experimenta-se uma paz interior genuína, uma serenidade que não depende das circunstâncias externas. Os relacionamentos também são impactados positivamente, pois a prática dissolve ressentimentos e facilita o diálogo sincero, criando laços mais sólidos e harmônicos. A saúde física e emocional tende a melhorar, já que a liberação de tensões internas reflete diretamente no corpo e na mente. Além disso, ao eliminar crenças limitantes relacionadas à prosperidade, abre-se caminho para uma vida mais abundante em todos os aspectos. O autoconhecimento é inevitável nesse processo, pois o Ho'oponopono conduz a uma jornada interna de descobertas e reconhecimento da verdadeira essência. Esse caminho, por fim, conduz ao crescimento espiritual, conectando o indivíduo com sua divindade interior e ampliando sua consciência.

Essa integração profunda do Ho'oponopono no cotidiano transforma desafios em oportunidades de crescimento. A prática contínua dessas simples, mas poderosas palavras, atua como um lembrete constante de que somos responsáveis pela nossa própria realidade e que temos o poder de mudar qualquer situação. A cada repetição, ocorre uma limpeza silenciosa e eficaz, dissolvendo memórias dolorosas e abrindo espaço para novas experiências. Assim, o Ho'oponopono torna-se uma prática viva, que acompanha o fluxo da vida, adaptando-se às necessidades de cada momento. Ele convida à autocompaixão, ao perdão e à gratidão, criando uma base sólida para uma existência mais leve, fluida e significativa.

Com esse entendimento, percebe-se que o Ho'oponopono não é apenas uma técnica de cura, mas uma filosofia de vida que orienta o ser humano a viver em harmonia consigo mesmo e com o mundo. Ele nos ensina que a verdadeira transformação começa de dentro para fora e que, ao curarmos nossas próprias dores, contribuímos para a cura coletiva. Essa prática ancestral, mesmo adaptada ao contexto moderno, mantém sua essência intacta: a busca pela paz, pela reconciliação e pelo amor incondicional. Assim, o Ho'oponopono continua a ser uma ponte entre o passado e o presente, entre o eu interior e o universo ao redor, guiando cada indivíduo a um estado de maior equilíbrio, compreensão e plenitude.

O Caminho da Cura: Ao trilhar o caminho da cura pelo Ho'oponopono, cada passo dado representa um retorno ao próprio centro, onde a autenticidade e a paz se encontram. Esse processo contínuo não exige perfeição, mas sim presença e disposição para reconhecer e liberar padrões que já não servem mais. A prática constante das frases sagradas funciona como um suave convite para revisitarmos nossas emoções mais profundas e, com gentileza, dissolvermos bloqueios que obscurecem nosso bem-estar. Assim, a cura acontece de forma natural e progressiva, guiando o praticante a um estado de maior clareza e leveza no cotidiano.

Ao nos apropriarmos desse conhecimento ancestral, passamos a perceber que a verdadeira transformação não está em mudar o mundo externo, mas em ajustar nossa percepção e nossa vibração interna. Essa mudança sutil reverbera em todas as áreas da vida, influenciando positivamente nossos pensamentos, atitudes e relações. O Ho'oponopono se torna, então, uma ponte entre o autoconhecimento e a realização plena, permitindo que cada desafio enfrentado seja visto como uma oportunidade de aprendizado e evolução.

Dessa forma, o Ho'oponopono se revela não apenas como uma prática espiritual, mas como um convite diário para viver com mais consciência, compaixão e amor. Ao integrar seus princípios no dia a dia, abrimos espaço para uma existência mais harmônica e verdadeira, onde a paz interior deixa de ser um ideal distante e se transforma em uma realidade palpável. Assim, inicia-se uma jornada contínua de cura e crescimento, guiada pela sabedoria de que somos plenamente responsáveis por criar a vida que desejamos viver.

Capítulo 2
Limpeza Interior

A verdadeira transformação pessoal começa com a decisão de se libertar de memórias e crenças que limitam o crescimento e a felicidade. Esse processo envolve uma purificação profunda do subconsciente, onde estão armazenadas experiências passadas, emoções reprimidas e padrões de comportamento que influenciam diretamente a forma como vivemos e nos relacionamos. Ao assumir a responsabilidade por essas memórias, torna-se possível dissolver bloqueios internos, promovendo a cura emocional e mental. Esse caminho de autoconhecimento e renovação interior abre espaço para que o ser verdadeiro floresça, trazendo leveza, clareza e equilíbrio à vida. A limpeza interior, portanto, não é apenas um conceito abstrato, mas uma prática constante de autocompreensão e amor-próprio, capaz de transformar a maneira como percebemos o mundo e como interagimos com ele. O Subconsciente: Um Oceano de Memórias:

Imagine o nosso subconsciente como um vasto oceano, repleto de memórias, crenças e emoções que se acumulam ao longo da vida. Cada experiência, cada interação, cada pensamento deixa uma marca nesse oceano interior. Muitas dessas memórias são positivas e nos impulsionam em direção ao crescimento, mas também carregamos conosco memórias dolorosas, traumas e crenças limitantes que atuam como âncoras, nos impedindo de alcançar a plenitude e a felicidade.

Essas memórias negativas se manifestam em nossa vida de diversas formas: padrões de comportamento repetitivos, relacionamentos disfuncionais, bloqueios criativos, problemas de saúde, escassez e dificuldades em manifestar nossos sonhos. Enquanto essas memórias permanecerem em nosso subconsciente, elas continuarão a influenciar nossas escolhas e a moldar nossa realidade.

Identificar as memórias e crenças que geram desarmonia na vida é um passo essencial para iniciar o processo de limpeza interior. Muitas vezes, esses padrões limitantes estão tão enraizados que passam despercebidos, influenciando pensamentos, emoções e comportamentos de maneira sutil, porém constante. A autoconsciência torna-se, portanto, uma ferramenta fundamental nessa jornada. Observar atentamente as próprias reações diante de situações desafiadoras pode revelar as raízes profundas dos bloqueios emocionais. Quando sentimentos recorrentes de raiva, medo, tristeza ou frustração emergem, é um sinal de que há memórias antigas pedindo para serem reconhecidas e liberadas.

Esse processo de identificação exige coragem e compaixão. Questionar-se com profundidade — "Por que sempre me sinto assim?", "O que realmente me impede de avançar?" ou "Quais crenças sustentam minhas limitações?" — abre espaço para insights valiosos. É importante acolher cada resposta sem julgamentos, compreendendo que carregar essas memórias faz parte da experiência humana. A autocrítica não contribui para a cura; pelo contrário, pode reforçar padrões de sofrimento. A verdadeira transformação acontece quando se olha para dentro com gentileza, reconhecendo que cada desafio carrega em si uma oportunidade de crescimento.

Para auxiliar nessa jornada de autoconhecimento e liberação, o Ho'oponopono oferece ferramentas simples, mas profundamente eficazes. As quatro frases sagradas — "Sinto muito. Me perdoe. Eu te amo. Sou grato." — são o alicerce dessa prática. Ao pronunciá-las com sinceridade, inicia-se um processo de limpeza que vai além das palavras, tocando as camadas mais profundas do subconsciente. Essas frases funcionam como chaves que destrancam portas internas, permitindo que memórias dolorosas sejam reconhecidas, aceitas e finalmente dissolvidas. Cada palavra carrega uma vibração específica: o arrependimento reconhece o impacto das memórias, o pedido de perdão libera a culpa, o amor cura e a gratidão consolida a transformação.

A visualização também se apresenta como uma ferramenta poderosa no processo de limpeza. Imaginar as memórias negativas como nuvens escuras que lentamente se dissipam no céu azul ou como pedras pesadas sendo suavemente levadas pela correnteza de um rio traz uma sensação de alívio e leveza. Essas imagens mentais auxiliam na desconstrução de padrões arraigados, permitindo que a mente e o coração se abram para novas possibilidades. A respiração consciente complementa esse processo. Ao inspirar profundamente, oxigena-se o corpo e clareia-se a mente; ao expirar lentamente, libera-se a tensão acumulada e as energias estagnadas. Esse ritmo calmo da respiração funciona como um convite para o relaxamento e para o desapego de pensamentos que já não servem.

 O processo de limpeza interior ocorre em etapas delicadas e interligadas. Primeiro, é necessário trazer à consciência a memória ou crença que se deseja transformar. Não se trata de reviver a dor, mas de reconhecê-la como parte da trajetória que precisa ser compreendida e liberada. Ao assumir a responsabilidade por essa memória, entende-se que, independentemente de como ou quando ela surgiu, ela agora faz parte do universo interno, e é possível curá-la. Em seguida, a repetição das frases do Ho'oponopono deve ser feita com entrega e verdade, direcionando essa energia de cura para a memória em questão. Ao mesmo tempo, a visualização ajuda a materializar esse processo de liberação, e a respiração consciente conduz ao relaxamento necessário para que a transformação ocorra de forma natural.

 Confiar no processo é essencial. A mente muitas vezes busca resultados imediatos, mas a limpeza interior segue o fluxo próprio do tempo e da profundidade de cada experiência. Ter fé na divindade interior e no poder de cura pessoal fortalece esse caminho. Cada prática, por mais simples que pareça, contribui para dissolver camadas de resistência e abrir espaço para uma nova forma de ser. Esse compromisso com a autocura, repetido dia após dia, gera mudanças sutis que, com o tempo, se refletem em grandes transformações.

Com a continuidade dessa prática, os efeitos começam a se manifestar de maneira perceptível. Relações antes marcadas por tensão tornam-se mais leves e harmoniosas. Decisões são tomadas com mais clareza, sem a interferência de medos ou inseguranças. Obstáculos que pareciam intransponíveis passam a ser encarados com serenidade, e muitas vezes se dissolvem naturalmente. Esse processo não é abrupto, mas fluido e constante, resultado de uma dedicação genuína ao autoconhecimento e à libertação de velhos padrões. A carga emocional do passado se dissolve pouco a pouco, dando lugar a uma sensação crescente de liberdade e autenticidade.

À medida que a mente se purifica, a conexão com a intuição se fortalece. A voz interna torna-se mais clara, guiando decisões mais alinhadas com a verdadeira essência. Esse equilíbrio interior permite enxergar os desafios sob uma nova perspectiva, reconhecendo-os como oportunidades de evolução. A paz que surge desse processo é sólida e consistente, fundamentada na consciência de que cada indivíduo é responsável por cocriar sua própria realidade. Esse estado de serenidade não depende das circunstâncias externas, mas da harmonia cultivada internamente.

Essa jornada de limpeza interior não é apenas um caminho de cura, mas também de expansão pessoal. Ao nos libertarmos de memórias limitantes, criamos espaço para o surgimento de novas possibilidades. O amor-próprio se fortalece, a gratidão se torna um estado natural e a compaixão por si e pelos outros floresce. Esse reencontro com a essência mais pura do ser traz consigo a sabedoria, a paz e a força necessárias para viver de forma autêntica. Cada passo nessa jornada é um convite para estar mais presente, mais leve e mais verdadeiro consigo mesmo e com o mundo.

Assim, a prática contínua da limpeza interior pelo Ho'oponopono revela-se como um caminho seguro e profundo de autotransformação. É um processo que exige entrega, paciência e, acima de tudo, amor. Ao reconhecer, aceitar e liberar aquilo que nos limita, abrimos espaço para uma vida mais plena, onde a paz interior não é um ideal distante, mas uma realidade palpável. Nesse fluxo constante de cura e crescimento, cada desafio enfrentado torna-se uma nova oportunidade de evolução, guiando-nos suavemente para um estado de equilíbrio, harmonia e realização.

Com o tempo, a prática constante dessas ferramentas de limpeza interior começa a refletir em mudanças perceptíveis na vida cotidiana. Relações antes marcadas por conflitos tornam-se mais harmoniosas, decisões passam a ser tomadas com mais clareza e confiança, e desafios que pareciam intransponíveis começam a ser superados com leveza. Essa transformação não ocorre de forma abrupta, mas como um fluxo natural, resultado do comprometimento diário com o autoconhecimento e a liberação de velhos padrões. O peso das experiências passadas vai sendo substituído por uma sensação crescente de liberdade e autenticidade.

À medida que a mente se purifica, a conexão com a intuição se fortalece, guiando escolhas mais alinhadas com a verdadeira essência. Esse estado de equilíbrio interior permite enxergar a vida com novos olhos, onde cada desafio se transforma em uma oportunidade de crescimento e aprendizado. A paz que emerge desse processo não é frágil nem passageira, mas profunda e consistente, sustentada pela consciência de que somos co-criadores da nossa realidade. Assim, a jornada de limpeza interior se revela como um caminho contínuo de expansão e evolução pessoal.

Cultivar esse espaço interno de serenidade e clareza abre portas para uma existência mais plena e significativa. Quando nos libertamos das amarras do passado, criamos espaço para novas experiências e possibilidades, permitindo que o amor-próprio, a gratidão e a compaixão floresçam naturalmente. Esse é o verdadeiro propósito da limpeza interior: proporcionar um reencontro com a essência mais pura do ser, onde reside a sabedoria, a paz e a força necessária para viver com autenticidade. Assim, cada passo nessa jornada torna-se um convite para viver com mais presença, leveza e verdade.

Capítulo 3
A Essência da Cura

O Amor Incondicional representa a força mais pura e transformadora capaz de promover a verdadeira cura interior. Ele nasce da aceitação total de quem somos e se estende sem reservas a todos os seres, sem julgamentos ou condições. Essa energia amorosa transcende limitações, dissolvendo barreiras emocionais e mentais que impedem o fluxo natural da harmonia e da paz. Quando abraçamos essa forma de amor, permitimos que sentimentos de perdão, compaixão e gratidão fluam livremente, criando espaço para a reconciliação com nós mesmos e com o mundo ao nosso redor. Esse amor é a expressão máxima da nossa essência divina, uma conexão direta com a fonte criadora, que nos impulsiona a viver com mais leveza, compreensão e equilíbrio.

Ao permitir que o Amor Incondicional guie nossos pensamentos e ações, abrimos caminho para uma transformação profunda. Ele nos convida a olhar para nossas próprias imperfeições com gentileza, reconhecendo que nossos erros e desafios fazem parte da jornada de evolução. Esse amor também nos ensina a enxergar o outro com empatia, compreendendo que todos carregam histórias e cicatrizes que influenciam suas atitudes. Com isso, aprendemos a liberar ressentimentos e julgamentos, substituindo-os por aceitação e compaixão. Esse movimento interno cria uma base sólida para o perdão verdadeiro, onde a cura emocional se torna possível e as relações se fortalecem pela compreensão mútua.

Viver o Amor Incondicional diariamente é um compromisso com o autocuidado e com a expansão da consciência. Ao nutrir esse amor dentro de nós, cultivamos um ambiente interno mais leve e saudável, refletindo essa energia positiva em nossas relações e no ambiente ao nosso redor. Essa prática contínua amplia nossa capacidade de amar, fortalece nossa conexão com o universo e nos torna instrumentos de cura e transformação. Assim, o Amor Incondicional não apenas restaura nossa própria essência, mas também inspira mudanças positivas no mundo, promovendo paz, união e equilíbrio coletivo.

O amor que transcende limitações é a essência da verdadeira cura. Esse amor incondicional não impõe condições, não julga e não espera nada em troca. Ele simplesmente é. Ele nasce do reconhecimento da própria divindade interior e se estende a todos os seres, dissolvendo barreiras construídas pelo ego e pelas experiências dolorosas do passado. Esse amor puro e absoluto não distingue erros ou acertos, mas acolhe tudo como parte do processo de evolução. No contexto do Ho'oponopono, o amor incondicional é o alicerce que sustenta a prática, sendo a força silenciosa que impulsiona a cura emocional, mental e espiritual. É por meio desse amor que nos abrimos para o perdão, reconhecendo que tanto as nossas falhas quanto as dos outros fazem parte de um caminho maior de aprendizado.

Praticar o Ho'oponopono com amor incondicional significa ir além do desejo de aliviar o sofrimento momentâneo. Significa envolver as memórias dolorosas com compreensão e ternura, sem resistência ou julgamento. Ao invés de alimentar ressentimentos ou culpas, escolhemos direcionar amor para as partes de nós mesmos que ainda estão feridas. Esse gesto simples, mas poderoso, inicia uma transformação profunda, pois cada memória guardada em nosso subconsciente é suavemente envolvida por essa energia curativa. Reconhecemos que até mesmo as lembranças mais dolorosas têm um propósito e que elas merecem ser olhadas com compaixão, para então serem libertas.

Essa prática nos ensina que todos estamos em constante evolução, carregando histórias e feridas que moldam nossas ações. O amor incondicional nos permite enxergar o outro com empatia, compreendendo que cada pessoa age conforme a bagagem emocional que carrega. Assim, não há mais espaço para julgamentos ou críticas, apenas para a aceitação plena. Essa aceitação cria um ambiente propício para o perdão verdadeiro, não aquele que busca justificar ou esquecer, mas o que compreende e liberta. Esse movimento interno não apenas alivia a dor, mas fortalece as relações, criando laços baseados na compreensão mútua e no respeito.

Entretanto, para que possamos oferecer esse amor ao mundo, é preciso que ele floresça primeiramente dentro de nós. O amor próprio é o primeiro passo nessa jornada. Amar-se incondicionalmente implica aceitar cada parte de si, inclusive as falhas, as fraquezas e os momentos de vulnerabilidade. Significa perdoar-se pelos erros cometidos e acolher-se com gentileza. Esse autoamor não é um ato de egoísmo, mas uma expressão de respeito e cuidado com a própria existência. É compreender que, ao cuidar de si mesmo com carinho, cria-se uma base sólida para amar os outros de forma genuína.

Para cultivar esse amor incondicional, algumas práticas podem ser incorporadas ao dia a dia. O autoconhecimento é fundamental. Reservar momentos para refletir sobre os próprios pensamentos, emoções e comportamentos permite identificar crenças e padrões que precisam ser ressignificados. Esse processo exige sinceridade e disposição para encarar aspectos internos que, muitas vezes, preferimos evitar. O perdão, tanto a si quanto aos outros, é outra prática essencial. Liberar mágoas e ressentimentos abre espaço para o amor fluir com mais leveza. A compaixão também desempenha um papel central, pois reconhece que todos enfrentam desafios e que a dor é uma experiência universal.

A gratidão é outro caminho poderoso para fortalecer o amor incondicional. Ao agradecer pelas experiências, mesmo aquelas que trouxeram dor, reconhecemos que tudo contribui para o nosso crescimento. Essa atitude positiva transforma a forma como percebemos a vida e aprofunda nossa conexão com o presente. A meditação, por sua vez, silencia a mente e permite que nos conectemos com o coração, onde reside o amor puro. Afirmações positivas também são ferramentas eficazes, pois reprogramam a mente para reconhecer o próprio valor e a conexão com a essência divina. Frases como "Eu me amo e me aceito plenamente" ou "Eu sou digno de amor e felicidade" reforçam essa vibração amorosa.

O amor incondicional, quando cultivado, tem um poder transformador que vai além do indivíduo. Ele se expande naturalmente, alcançando aqueles ao nosso redor e criando ondas de cura e harmonia. Pequenos gestos de bondade, compreensão e empatia tornam-se sementes de transformação. Quando escolhemos agir com amor, contribuímos para um ambiente mais pacífico e compassivo. Cada atitude amorosa reverbera, criando um impacto positivo que se estende para além das nossas relações pessoais e influencia o coletivo.

Essa compreensão profunda de que estamos todos interligados nos leva a valorizar nossas escolhas diárias. Passamos a agir com mais responsabilidade emocional, reconhecendo que nossos pensamentos, palavras e ações têm o poder de construir ou destruir. O respeito pelas diferenças, a escuta atenta e a disposição em ajudar o próximo tornam-se expressões naturais desse amor sem limites. Assim, a prática do amor incondicional nos chama à ação, convidando-nos a ser agentes de paz e transformação no mundo.

Essa energia amorosa, quando vivenciada plenamente, nos lembra que curar o outro é também curar a nós mesmos. A dor que reconhecemos no outro reflete, muitas vezes, feridas que ainda não foram curadas dentro de nós. Ao oferecer compreensão e carinho ao próximo, também suavizamos nossas próprias dores. Esse ciclo contínuo de dar e receber amor fortalece a sensação de unidade, dissolvendo a ilusão da separação. Percebemos, então, que o caminho para a cura coletiva começa com a nossa própria disposição de amar sem condições.

Assim, o amor incondicional se revela como um convite diário para viver com mais verdade e presença. Ao escolher amar sem reservas, abraçamos todas as experiências da vida, reconhecendo que cada desafio traz consigo uma oportunidade de aprendizado e crescimento. Esse amor transforma dores em sabedoria, aproxima corações e ilumina os caminhos. Ele nos lembra que somos parte de algo maior e que, ao cultivá-lo em nós, contribuímos para um mundo mais justo, harmonioso e compassivo.

Seguir por esse caminho é permitir-se ser conduzido por uma força sutil e poderosa, capaz de dissolver barreiras internas e externas. É confiar que, ao viver guiado pelo amor, estamos sempre no caminho certo. Essa escolha nos leva a uma existência mais leve, autêntica e plena, onde cada passo é permeado pela paz e pela profunda conexão com tudo o que existe. Assim, o amor incondicional se torna não apenas uma prática, mas um modo de ser, um estado natural que transforma vidas e inspira a construção de um mundo mais amoroso e equilibrado.

Essa energia amorosa se expande naturalmente, alcançando aqueles com quem convivemos e inspirando mudanças sutis, mas profundas. Pequenos gestos de compreensão e empatia tornam-se sementes de transformação, capazes de suavizar conflitos e fortalecer laços. À medida que nos tornamos canais dessa força curativa, percebemos que cada atitude amorosa reverbera além de nós, criando ondas de equilíbrio e serenidade que tocam o coletivo. Assim, o Amor Incondicional deixa de ser apenas uma prática individual e se transforma em um movimento silencioso de cura que atravessa fronteiras e conecta corações.

Ao compreender que todos estamos interligados por essa mesma essência, passamos a valorizar a importância de nossas escolhas diárias. O respeito pelas diferenças, a escuta atenta e a disposição em ajudar tornam-se expressões naturais desse amor que não conhece limites. Essa consciência desperta em nós a responsabilidade de agir com mais gentileza e compaixão, reconhecendo que cada gesto positivo contribui para um mundo mais justo e harmonioso. Nesse caminho, percebemos que curar o outro é, também, uma forma de curar a nós mesmos.

Dessa forma, cultivar o Amor Incondicional é mais do que um exercício de autoconhecimento; é um convite para vivermos de maneira mais plena e verdadeira. Quando escolhemos amar sem condições, abraçamos a totalidade da experiência humana e nos alinhamos com a sabedoria universal. Esse amor transforma dores em aprendizados, fortalece relações e ilumina o caminho para uma existência mais leve e autêntica. Assim, seguimos adiante, permitindo que essa força sutil e poderosa nos conduza, passo a passo, rumo a uma vida de cura, paz e profunda conexão com tudo o que existe.

Capítulo 4
O Mantra da Cura

As quatro frases do Ho'oponopono — "Sinto muito. Me perdoe. Te amo. Sou grato." — representam uma poderosa síntese de cura e transformação pessoal. Cada palavra carrega uma vibração única que atua diretamente no subconsciente, promovendo a limpeza de memórias e padrões limitantes que moldam nossa realidade. Esse mantra não é apenas uma sequência de palavras, mas um convite profundo à autorresponsabilidade, ao perdão, ao amor incondicional e à gratidão. Quando expressas com sinceridade, essas frases desencadeiam um processo de purificação interior, permitindo a reconciliação com nós mesmos e com o mundo ao nosso redor. Esse fluxo contínuo de reconhecimento, liberação, amor e gratidão cria uma base sólida para a paz interior e o equilíbrio emocional.

Ao integrar essas frases no cotidiano, cada uma delas age como um passo essencial no caminho da autocura. "Sinto muito" abre espaço para o reconhecimento das próprias limitações e a aceitação da responsabilidade por tudo o que se manifesta em nossa vida. "Me perdoe" suaviza a relação com o passado e permite a liberação de culpas e ressentimentos. "Te amo" envolve todas as experiências, inclusive as dolorosas, com compaixão e compreensão, transmutando energias densas em leveza. Por fim, "Sou grato" amplia a percepção das bênçãos presentes, conectando-nos com a abundância e favorecendo a criação de uma realidade mais harmoniosa. Esse ciclo contínuo não só transforma o indivíduo, mas também irradia efeitos positivos em todas as áreas da vida.

Praticar o Ho'oponopono com dedicação e intenção consciente é permitir que essas quatro frases atuem como instrumentos de renovação constante. Elas não exigem momentos específicos ou rituais complexos; podem ser repetidas silenciosamente em momentos de desafio, escritas como afirmações diárias ou integradas a práticas de meditação. Com o tempo, essa repetição sincera dissolve bloqueios emocionais e mentais, trazendo clareza, serenidade e uma profunda conexão com a essência divina. Esse processo de cura contínua permite que o amor e a paz fluam livremente, transformando a percepção da vida e abrindo caminhos para uma existência mais plena e significativa.

A frase "Sinto muito" representa o primeiro passo na jornada de cura do Ho'oponopono. Ela é uma expressão sincera de reconhecimento e aceitação da responsabilidade sobre tudo o que acontece em nossa vida. Esse reconhecimento não significa assumir culpa, mas sim compreender que as memórias e crenças acumuladas em nosso subconsciente influenciam a maneira como percebemos e interagimos com o mundo. Dizer "Sinto muito" é um ato de humildade e coragem, pois envolve olhar para dentro de si mesmo e admitir que, consciente ou inconscientemente, contribuímos para os desafios que enfrentamos. Essa frase abre as portas para a autoconsciência, permitindo que reconheçamos as limitações que nos impedem de avançar. Ao acolher nossas falhas e imperfeições, criamos espaço para o início da transformação.

Em seguida, a frase "Me perdoe" surge como um pedido de libertação. Não se trata de implorar perdão a alguém externo, mas de buscar a reconciliação com a própria divindade interior, com aquela parte de nós que é pura, amorosa e conectada com o todo. Esse pedido de perdão é um gesto de profundo respeito e reconhecimento de que as memórias negativas e os padrões limitantes precisam ser curados. Ao dizer "Me perdoe", reconhecemos que não somos perfeitos, que erramos e que, muitas vezes, carregamos dores desnecessárias. É também um convite para soltar as amarras do passado, liberando culpas, arrependimentos e ressentimentos. Esse perdão se estende a nós mesmos e aos outros, abrindo espaço para a compaixão e para a leveza emocional. Assim, liberamos a energia estagnada que nos impede de evoluir e caminhamos com mais liberdade.

A terceira frase, "Te amo", é a expressão máxima de amor incondicional. Essa declaração tem o poder de transmutar qualquer energia densa, envolvendo memórias dolorosas com luz e compaixão. Ao repetir "Te amo", não nos referimos apenas a outra pessoa, mas também às partes de nós que precisam de cura. Esse amor é direcionado às nossas dores, às nossas falhas, às memórias negativas e até mesmo às situações desafiadoras. Amar esses aspectos de nossa experiência significa aceitar a totalidade do que somos, reconhecendo que cada parte de nós, mesmo as que julgamos indesejáveis, merece ser acolhida. O amor é uma força transformadora, capaz de dissolver barreiras internas e criar espaço para o crescimento. Ele nos conecta com o fluxo universal de harmonia e equilíbrio, permitindo que a paz interior se estabeleça.

Por fim, a frase "Sou grato" completa o ciclo de cura com a energia da gratidão. Ao expressar gratidão, reconhecemos a abundância e as bênçãos presentes em nossa vida, mesmo diante de desafios. Essa atitude nos coloca em sintonia com o fluxo natural do universo, permitindo que mais experiências positivas se manifestem. A gratidão não apenas reforça o reconhecimento das lições aprendidas, mas também fortalece a conexão com a divindade interior. Quando somos gratos, não resistimos ao presente, mas o aceitamos plenamente, reconhecendo que cada experiência tem um propósito. A gratidão suaviza a mente, expande o coração e nos mantém alinhados com a abundância e a harmonia. Assim, ela fecha o ciclo iniciado pelo reconhecimento, pelo perdão e pelo amor, consolidando o processo de cura e transformação.

Essas quatro frases, quando repetidas com sinceridade e intenção, criam uma poderosa sinergia. Juntas, elas formam um ciclo contínuo de reconhecimento, liberação, transmutação e gratidão. A prática consistente desse mantra não exige horários específicos ou rituais elaborados; basta integrá-lo ao cotidiano. Ele pode ser repetido silenciosamente em momentos de estresse, em pensamentos, escrito em diários ou usado como foco em práticas meditativas.

Com o tempo, essa repetição constante atua diretamente no subconsciente, dissolvendo bloqueios emocionais e mentais. Esse processo não elimina os desafios da vida, mas transforma a maneira como nos relacionamos com eles, tornando-nos mais resilientes, compassivos e centrados.

A simplicidade dessas frases é justamente o que as torna tão poderosas. Elas acessam as camadas mais profundas da mente e do coração, promovendo uma limpeza que não é apenas mental, mas também energética e espiritual. Esse trabalho interno se reflete diretamente na forma como lidamos com o mundo exterior. Relações antes conflituosas se tornam mais harmoniosas, decisões difíceis são tomadas com mais clareza e os desafios são encarados com mais serenidade. A prática contínua do Ho'oponopono nos convida a viver de maneira mais consciente, assumindo a responsabilidade por nossa própria realidade e reconhecendo o poder que temos de transformá-la.

Incorporar esse mantra no dia a dia amplia nossa percepção sobre a interconexão entre nossos pensamentos, emoções e ações. Situações antes vistas como obstáculos começam a ser percebidas como oportunidades de crescimento e aprendizado. Essa mudança de perspectiva influencia positivamente não apenas a nossa vida pessoal, mas também a forma como nos relacionamos com os outros. A harmonia interna que desenvolvemos se estende às nossas relações, promovendo empatia, compreensão e colaboração. Gradualmente, nos tornamos agentes de transformação, espalhando amor e equilíbrio não apenas em nós mesmos, mas também no ambiente em que vivemos.

Ao praticar o Ho'oponopono com constância, percebemos que cada palavra pronunciada com intenção é um passo firme em direção à cura e ao autoconhecimento. Esse fluxo contínuo de amor, perdão e gratidão nos reconecta com a nossa essência divina e com o fluxo harmonioso da vida. O processo de purificação que se inicia com "Sinto muito" e se completa com "Sou grato" não apenas nos liberta de padrões limitantes, mas também nos orienta para uma existência mais leve, autêntica e plena. Assim, caminhamos com mais clareza, permitindo que a sabedoria interior nos conduza em cada escolha, em cada passo.

Nesse movimento constante de limpeza e renovação, descobrimos que a verdadeira paz não está nas circunstâncias externas, mas na harmonia cultivada internamente. O Ho'oponopono, por meio de seu mantra simples e profundo, nos lembra que temos dentro de nós tudo o que precisamos para curar, crescer e transformar a nossa realidade. E assim, seguimos adiante, guiados pela força do amor, pelo poder do perdão e pela abundância da gratidão, permitindo que cada palavra entoada seja um elo entre nós e a paz que tanto buscamos.

Com a prática contínua do Ho'oponopono, percebe-se que o verdadeiro poder dessas quatro frases está na simplicidade com que acessam camadas profundas da mente e do coração. Cada repetição sincera atua como uma semente de transformação, cultivando um estado de presença e equilíbrio. Esse processo não elimina os desafios da vida, mas muda a maneira como nos relacionamos com eles, tornando-nos mais resilientes e compassivos. A harmonia interna conquistada se reflete em nossas ações, criando uma realidade mais leve e alinhada com a nossa essência.

Ao integrar o mantra da cura em cada aspecto da vida, desenvolvemos uma percepção mais ampla da interconexão entre nossos pensamentos, emoções e o mundo ao nosso redor. As situações que antes pareciam insuperáveis passam a ser vistas como oportunidades de aprendizado e crescimento. Esse olhar mais amoroso e acolhedor abre espaço para relações mais autênticas e para uma convivência mais harmoniosa. Gradualmente, nos tornamos agentes de transformação, espalhando paz e amor não apenas para nós mesmos, mas também para aqueles que cruzam nosso caminho.Dessa forma, o Ho'oponopono revela-se como uma prática contínua de libertação e reconciliação. Cada palavra pronunciada com intenção se transforma em um passo rumo à cura e ao autoconhecimento. Assim, seguimos caminhando com mais leveza e clareza, permitindo que o fluxo de amor, perdão e gratidão guie nossas escolhas. E, nesse movimento constante de purificação e renovação, descobrimos a verdadeira essência da paz interior e a capacidade infinita que temos de transformar nossa realidade.

Capítulo 5
Manifestando seus Desejos

A mente humana possui um potencial extraordinário para transformar a realidade, influenciando diretamente nossos pensamentos, emoções e ações. No Ho'oponopono, esse poder é canalizado por meio da visualização criativa, uma prática que permite acessar e reprogramar o subconsciente para eliminar memórias e crenças limitantes. Essa técnica atua como um meio eficaz de limpar bloqueios internos e criar um ambiente mental propício para a realização de desejos e objetivos. Ao focar a atenção em imagens mentais claras e carregadas de emoção, desencadeia-se uma resposta neurológica que fortalece a conexão entre intenção e ação, impulsionando mudanças concretas na vida cotidiana.

A eficácia da visualização criativa está fundamentada na forma como o cérebro processa experiências reais e imaginadas de maneira semelhante. Quando uma cena é mentalmente construída com riqueza de detalhes sensoriais, o cérebro responde como se aquela vivência estivesse ocorrendo de fato, estimulando a criação de novas conexões neurais e influenciando positivamente comportamentos e sentimentos. No contexto do Ho'oponopono, essa prática se torna ainda mais potente ao ser associada às quatro frases fundamentais ("Sinto muito. Me perdoe. Te amo. Sou grato."), que promovem uma profunda limpeza emocional. Esse processo de reprogramação mental permite substituir padrões negativos por pensamentos construtivos, favorecendo o alcance de metas pessoais e o bem-estar emocional.

Ao incorporar a visualização criativa no Ho'oponopono, é possível acessar áreas da mente que armazenam memórias e crenças que limitam o crescimento pessoal. A prática consistente dessa técnica não apenas fortalece a autoconfiança, mas também amplia a percepção de possibilidades, criando uma base sólida para mudanças significativas. Esse alinhamento entre mente e emoção contribui para uma transformação interior genuína, abrindo espaço para a cura emocional e para a manifestação de uma vida mais equilibrada, abundante e harmoniosa.

O poder da mente humana é vasto e profundamente influente na construção da realidade que experimentamos. Dentro do Ho'oponopono, esse potencial é canalizado de forma consciente por meio da visualização criativa, uma prática que permite acessar e reprogramar o subconsciente, dissolvendo memórias e crenças limitantes que impedem o fluxo natural da vida. Ao utilizar a mente para formar imagens mentais vívidas e carregadas de emoção, cria-se um campo de energia favorável à manifestação de desejos e objetivos. Esse processo não apenas favorece a realização de metas, mas também promove uma verdadeira transformação interior, permitindo que a cura emocional e mental aconteça de forma natural e contínua.

A base da visualização criativa está no princípio de que a mente não distingue o que é real do que é imaginado. Quando visualizamos com riqueza de detalhes e envolvemos essa imagem com emoções autênticas, o cérebro reage como se aquilo estivesse realmente acontecendo. Essa resposta neurológica ativa novas conexões neurais, reforçando padrões de comportamento positivos e eliminando antigos condicionamentos. No contexto do Ho'oponopono, essa técnica se torna ainda mais poderosa quando combinada com as quatro frases fundamentais: "Sinto muito. Me perdoe. Eu te amo. Sou grato." Essas palavras sagradas atuam como um catalisador para a limpeza de bloqueios internos, potencializando o processo de manifestação de uma realidade mais harmônica.

Ao integrar a visualização criativa à prática do Ho'oponopono, é possível acessar as camadas mais profundas da mente, onde memórias e crenças limitantes estão armazenadas. Esse acesso permite não só reconhecer esses padrões, mas também transmutá-los por meio do amor, do perdão e da gratidão. A prática constante fortalece a autoconfiança, expande a percepção de possibilidades e cria uma base sólida para mudanças significativas. Assim, o alinhamento entre pensamento e emoção torna-se um poderoso instrumento de transformação, promovendo a manifestação de uma vida mais equilibrada, abundante e plena.

Para utilizar a visualização de forma eficaz, é essencial seguir alguns passos que aprofundam a conexão com a intenção desejada. O primeiro passo é definir com clareza o objetivo que se deseja manifestar. Ter uma visão detalhada e específica do que se quer alcançar é fundamental, pois a mente responde melhor a imagens concretas e sensoriais. Em seguida, encontrar um ambiente tranquilo, onde seja possível relaxar e focar a atenção, ajuda a aprofundar a experiência. Fechar os olhos, respirar profundamente e permitir que a mente se acalme é o início desse processo.

Durante a visualização, é importante imaginar a situação desejada com todos os detalhes possíveis: cores, sons, aromas, texturas e, principalmente, as emoções que surgiriam ao vivenciar aquela experiência. A emoção é o combustível da visualização, pois dá vida à criação mental e fortalece o vínculo entre intenção e manifestação. Enquanto se visualiza, a repetição das quatro frases do Ho'oponopono — "Sinto muito. Me perdoe. Eu te amo. Sou grato." — potencializa ainda mais a prática, limpando memórias que possam estar bloqueando o caminho para a realização.

A gratidão desempenha um papel fundamental nesse processo. Agradecer antecipadamente como se o desejo já tivesse se concretizado reforça a confiança no fluxo da vida e abre espaço para que a abundância se manifeste. Esse sentimento genuíno de gratidão eleva a frequência energética e alinha a mente e o coração com a realização dos objetivos.

Além de visualizar a realização de desejos, é possível aplicar a visualização criativa para limpar memórias e crenças limitantes. Imaginar essas memórias como nuvens escuras que se dissipam no céu ou como pedras sendo levadas pela correnteza de um rio ajuda a liberar esses bloqueios de forma leve e fluida. Sentir a leveza e a liberdade que essa imagem proporciona reforça o processo de purificação e cria espaço para novas possibilidades.

Para obter resultados consistentes com a visualização criativa, é essencial manter uma prática regular. Dedicar alguns minutos diários para essa conexão interna fortalece o hábito e aprofunda a experiência. A paciência também é fundamental, pois a manifestação de desejos segue o ritmo natural da vida. Confiar no processo e manter a fé na realização são atitudes que sustentam o caminho. Além disso, manter o foco durante a prática evita distrações e reforça a clareza da intenção. Combinar a visualização com afirmações positivas fortalece ainda mais a crença na capacidade de transformar a realidade.

Com o tempo, a prática constante da visualização criativa aliada ao Ho'oponopono começa a produzir mudanças perceptíveis. Pequenas transformações internas se refletem em novas oportunidades, encontros significativos e soluções inesperadas que surgem de maneira fluida. Esse alinhamento contínuo entre mente, emoção e ação fortalece a conexão com o presente, permitindo que os desejos sejam nutridos com paciência e confiança.

Essa prática não se limita a um simples exercício mental, mas se transforma em um modo de viver. Cada pensamento, emoção e ação passam a ser guiados pela consciência de que a realidade externa é um reflexo direto do mundo interno. Assim, cultivar pensamentos positivos e emoções elevadas torna-se uma forma de alinhar-se com as melhores possibilidades para a manifestação dos desejos. Esse processo não exige esforço desmedido, mas uma entrega consciente ao fluxo da vida, onde a clareza de intenção e a confiança no resultado são pilares essenciais.

À medida que essa compreensão se aprofunda, manifestar desejos deixa de ser apenas a realização de metas externas e se revela como uma jornada de autoconhecimento e evolução. O Ho'oponopono, combinado com a visualização criativa, não apenas auxilia na conquista de objetivos, mas promove uma transformação profunda. Essa transformação libera o ser de limitações e abre espaço para uma vida mais leve, autêntica e alinhada com a verdadeira essência.

Assim, cada pensamento limpo, cada emoção sincera e cada intenção clara se tornam sementes de transformação. Essas sementes florescem em uma realidade alinhada com a essência mais pura do ser, permitindo que a vida flua com mais harmonia, equilíbrio e realização. O Ho'oponopono, ao unir cura e manifestação, nos conduz a um estado de presença plena, onde cada passo dado é guiado pela sabedoria interior e pelo poder criativo da mente e do coração.

Ao aprofundar-se na prática da visualização criativa aliada ao Ho'oponopono, é essencial compreender que cada pensamento e emoção emitidos reverberam no universo como frequências energéticas. Essa vibração atrai experiências semelhantes, moldando a realidade conforme a qualidade dessas energias. Assim, cultivar pensamentos positivos e emoções elevadas não é apenas um exercício mental, mas uma forma de alinhar-se com as possibilidades mais favoráveis para a manifestação dos seus desejos. Esse processo não depende de esforço físico desmedido, mas de uma entrega consciente ao fluxo natural da vida, onde a clareza de intenção e a confiança no resultado se tornam pilares fundamentais.

À medida que essa prática se integra ao cotidiano, a percepção das circunstâncias ao redor começa a se transformar. Pequenas mudanças internas refletem-se em novas oportunidades, encontros significativos e soluções inesperadas que surgem de maneira fluida. Esse alinhamento contínuo entre mente, emoção e ação fortalece a conexão com o presente, permitindo que os desejos sejam nutridos com paciência e persistência. A visualização, então, deixa de ser um ato isolado e se torna parte de uma vivência diária, onde cada escolha e pensamento são guiados pela consciência de que a realidade externa é um reflexo do mundo interno.

Com essa compreensão enraizada, o processo de manifestar desejos se revela como uma jornada de autoconhecimento e evolução. O Ho'oponopono, combinado com a visualização criativa, não apenas auxilia na conquista de objetivos, mas também promove uma transformação profunda, libertando o ser de limitações e abrindo espaço para uma existência mais leve e plena. Assim, cada pensamento limpo, cada emoção sincera e cada intenção clara se unem para construir uma realidade alinhada com a essência verdadeira, permitindo que a vida flua com mais harmonia, equilíbrio e realização.

Capítulo 6
Ancorando-se no Presente

Estar plenamente presente é uma experiência transformadora que nos permite acessar a paz interior e a clareza mental, mesmo diante das pressões diárias. A conexão com o agora não apenas acalma a mente agitada, mas também fortalece a percepção da realidade ao nosso redor, promovendo um estado de equilíbrio e harmonia. A respiração consciente surge como uma ferramenta essencial nesse processo, funcionando como um elo direto entre corpo e mente. Ao direcionar a atenção para o fluxo respiratório, é possível dissolver tensões acumuladas, reduzir a ansiedade e criar um espaço interno de serenidade, onde emoções e pensamentos são observados sem julgamento. Essa prática simples, mas profunda, nos oferece a oportunidade de interromper o fluxo automático de preocupações e cultivar uma presença autêntica e tranquila.

O ato de respirar profundamente e com consciência ativa mecanismos naturais de relaxamento no corpo, reduzindo a resposta ao estresse e promovendo uma sensação de segurança e bem-estar. Esse estado de calma não apenas beneficia a saúde física, mas também amplia a capacidade de lidar com desafios emocionais de forma mais equilibrada. Ao integrar a respiração consciente ao cotidiano, torna-se possível desacelerar o ritmo mental, permitindo que pensamentos e sentimentos fluam de maneira mais leve e natural. Esse processo nos conduz a uma percepção mais clara de nós mesmos e de nossas reações, favorecendo escolhas mais conscientes e alinhadas com nossos verdadeiros desejos.

Cultivar a consciência do presente por meio da respiração cria um espaço interno propício para o autoconhecimento e a autocompaixão. Ao nos ancorarmos no momento presente, aprendemos a valorizar cada instante e a reconhecer a profundidade das experiências simples. Esse estado de atenção plena fortalece a conexão com nossa essência, promovendo a cura emocional e o equilíbrio interior. Incorporar essa prática ao Ho'oponopono potencializa seu poder de transformação, pois nos permite limpar memórias limitantes com mais profundidade e autenticidade. Assim, a respiração consciente se torna um portal para uma vida mais plena, tranquila e conectada com o que realmente importa.

A respiração é a ponte sutil e constante que une corpo e mente, um fluxo invisível de energia vital que sustenta não apenas a vida física, mas também o equilíbrio emocional e mental. A cada inspiração, absorvemos o prana, a força vital que revigora o corpo, enquanto a expiração leva consigo não só o dióxido de carbono, mas também resíduos emocionais e tensões acumuladas. No entanto, quando nos deparamos com momentos de estresse ou ansiedade, nossa respiração se encurta e se acelera, refletindo o caos interno e intensificando desconfortos físicos e mentais. O corpo se enrijece, os músculos se contraem e a mente se fragmenta, criando um ciclo vicioso de desconexão com o presente.

É nesse cenário que a respiração consciente surge como um antídoto simples, mas profundamente eficaz. Ao redirecionar a atenção para o ato de respirar, somos convidados a perceber o ar que preenche os pulmões, a suave expansão do abdômen e a liberação tranquila durante a expiração. Esse foco deliberado nos ancora no agora, dissolvendo a névoa de pensamentos inquietos e proporcionando um refúgio de calma. Cada ciclo respiratório se transforma em um lembrete sutil de que a paz está sempre acessível, bastando apenas uma pausa para nos reconectarmos.

Os benefícios dessa prática se estendem de maneira abrangente. A respiração consciente ativa o sistema nervoso parassimpático, responsável por promover o relaxamento e neutralizar a resposta de "luta ou fuga" que tanto desgasta o corpo. A ansiedade se dissolve lentamente, substituída por uma sensação de segurança e estabilidade. Além disso, a mente se torna mais clara e focada, permitindo uma concentração mais aguçada nas tarefas do cotidiano. Essa clareza mental abre espaço para decisões mais ponderadas e reações emocionais mais equilibradas, evitando respostas impulsivas e desproporcionais aos desafios que surgem.

Mais do que um alívio momentâneo, a prática contínua da respiração consciente aprofunda a autoconsciência. Ao observar o ritmo respiratório, também nos tornamos mais atentos aos pensamentos que surgem, às emoções que nos atravessam e às tensões que se instalam silenciosamente no corpo. Esse autoconhecimento gradual permite reconhecer padrões emocionais e comportamentais, criando a oportunidade de transformá-los. Assim, emoções como raiva, medo ou tristeza deixam de ser forças incontroláveis e passam a ser experiências compreendidas e processadas com mais serenidade.

No campo físico, os impactos positivos são igualmente notáveis. A respiração profunda e ritmada amplia a oxigenação do corpo, nutrindo células e órgãos com mais eficiência. Esse fluxo enriquecido fortalece o sistema imunológico, regula a pressão arterial e melhora a saúde cardiovascular. O corpo, ao ser abastecido com ar de forma plena, responde com vitalidade e equilíbrio, refletindo diretamente no bem-estar geral. Assim, cuidar da respiração é também cuidar da saúde em sua totalidade.

Ao ancorar-se no momento presente por meio da respiração, a percepção da vida se transforma. Pequenos detalhes antes despercebidos ganham significado, e o cotidiano revela nuances de beleza e profundidade. Cada inspiração se torna uma oportunidade de agradecer pela vida, enquanto cada expiração convida ao desapego e à leveza. Esse estado de atenção plena nos conecta de forma mais genuína com o mundo ao nosso redor, despertando uma sensação de pertencimento e harmonia com o fluxo natural da existência.

Existem diversas formas de cultivar essa consciência respiratória. A respiração abdominal, por exemplo, é uma técnica simples que pode ser praticada a qualquer momento. Ao colocar uma mão sobre o abdômen e outra sobre o peito, somos convidados a perceber como o ar preenche a parte inferior dos pulmões, promovendo uma respiração mais profunda e completa. Esse movimento natural não só relaxa o corpo, mas também aquieta a mente, criando um espaço de tranquilidade.

Outra técnica poderosa é a respiração alternada, que equilibra os hemisférios cerebrais e estabiliza a energia interna. Ao inspirar por uma narina e expirar pela outra de forma ritmada, o corpo e a mente entram em sincronia, dissolvendo tensões e trazendo clareza mental. Esse fluxo alternado suaviza emoções extremas e favorece uma sensação de centramento, tornando-se especialmente útil em momentos de agitação emocional.

A técnica 4-7-8 também oferece uma abordagem simples e eficaz. Inspirar profundamente pelo nariz por quatro segundos, reter o ar por sete segundos e expirar lentamente pela boca por oito segundos cria um ritmo que desacelera o corpo e acalma a mente. Esse padrão respiratório, repetido por alguns minutos, atua como um sedativo natural, sendo particularmente eficaz para reduzir a ansiedade e facilitar o sono.

Integrar essas práticas à filosofia do Ho'oponopono potencializa ainda mais seus efeitos. Antes de iniciar a repetição das quatro frases ("Sinto muito. Me perdoe. Eu te amo. Sou grato(a)"), dedicar alguns minutos à respiração consciente ajuda a limpar a mente e a estabelecer uma conexão mais profunda com o momento presente. Durante a prática, respirar profundamente a cada frase permite que a energia dessas palavras penetre com mais intensidade, promovendo uma limpeza emocional mais autêntica. A respiração, nesse contexto, torna-se um canal para liberar memórias dolorosas e emoções reprimidas com mais suavidade.

Em momentos de estresse, combinar a respiração consciente com o Ho'oponopono oferece um alívio imediato e profundo. Ao pausar e respirar com intenção, podemos repetir as quatro frases como um mantra, permitindo que cada palavra se entrelace com o fluxo respiratório. Esse movimento consciente dissolve gradualmente as emoções negativas, transformando o desconforto em aceitação e serenidade. Assim, o processo de cura se dá de forma mais orgânica e acessível.

Permitir-se respirar com plena atenção é, portanto, um convite silencioso à cura e ao autoconhecimento. Cada ciclo respiratório carrega o potencial de renovar o corpo e clarear a mente, dissolvendo bloqueios emocionais e abrindo espaço para novas percepções. Ao unir a respiração consciente ao Ho'oponopono, cria-se um terreno fértil para acolher e transformar emoções com delicadeza, tornando o caminho da cura mais leve e profundo.

Esse compromisso diário com a respiração consciente e as palavras de limpeza fortalece a resiliência diante das adversidades. Aos poucos, respostas automáticas e reações impulsivas dão lugar a escolhas mais ponderadas e conscientes. A mente encontra paz, o corpo relaxa e o coração se abre para novas possibilidades. Não há exigência de perfeição nesse processo, apenas uma disposição gentil de retornar ao momento presente sempre que necessário.

Com o tempo, respirar com atenção plena deixa de ser uma prática isolada e se torna um hábito natural. A respiração passa a ser uma âncora constante que sustenta o equilíbrio emocional e a saúde física. Cada momento vivido com presença se transforma em uma oportunidade de reconciliação interna e renovação. Assim, a jornada da cura revela-se como um fluxo contínuo de aceitação, amor e gratidão. Nesse ritmo suave, a simplicidade do ato de respirar nos conduz, com leveza, a uma vida mais plena e profundamente conectada com nossa essência.

Permitir-se respirar com plena atenção é abrir um caminho silencioso para a cura interior. Cada inspiração consciente carrega consigo a energia vital que renova, enquanto cada expiração libera as tensões acumuladas e as memórias que já não servem. Esse fluxo contínuo de ar não apenas sustenta o corpo, mas também purifica a mente, dissolvendo bloqueios emocionais e clareando pensamentos. Ao unir a respiração consciente ao Ho'oponopono, cria-se um espaço seguro para acolher sentimentos reprimidos e transformá-los com suavidade, tornando o processo de cura mais natural e profundo.

Esse compromisso com o presente, sustentado pela respiração e pelas palavras de limpeza do Ho'oponopono, fortalece a resiliência diante dos desafios diários. Gradualmente, percebe-se que as reações automáticas e impulsivas dão lugar a respostas mais equilibradas e conscientes. A mente se acalma, o corpo relaxa e o coração se abre para novas perspectivas. Esse estado de presença não exige perfeição, mas sim uma disposição gentil para retornar ao agora sempre que a mente divagar, cultivando um olhar mais compassivo sobre si mesmo e sobre a vida.

Com o tempo, respirar conscientemente se torna um hábito natural, uma âncora silenciosa que sustenta o equilíbrio emocional e o bem-estar físico. Cada momento vivido com presença transforma-se em uma oportunidade de reconciliação interna e de renovação. Assim, o caminho da cura se revela não como um destino distante, mas como um processo contínuo de aceitação, amor e gratidão, onde a simplicidade do ato de respirar nos conduz suavemente a uma vida mais plena, leve e verdadeiramente conectada com a essência.

Capítulo 7
Aprofundando a Conexão

A meditação é uma poderosa porta de acesso ao silêncio interior, permitindo que a mente se aquiete e que a conexão com a essência verdadeira se fortaleça. No Ho'oponopono, essa prática se torna um caminho profundo de cura e liberação, onde pensamentos e emoções fluem livremente, sem resistência. Ao dedicar momentos diários à meditação, cria-se um espaço interno de tranquilidade e clareza, essencial para dissolver memórias limitantes e abrir espaço para novas percepções. Esse estado de quietude não apenas promove o equilíbrio emocional, mas também facilita o contato com a sabedoria interior, conduzindo a uma compreensão mais profunda de si mesmo e do mundo ao redor.

A integração da meditação com o Ho'oponopono amplia significativamente o poder de transformação pessoal. Nesse processo, a mente se torna receptiva à repetição das quatro frases fundamentais, potencializando a limpeza de padrões inconscientes e criando um fluxo contínuo de cura. O silêncio cultivado na meditação permite que emoções reprimidas venham à tona de forma leve e natural, promovendo a aceitação e o perdão. Assim, o praticante experimenta uma libertação gradual de pensamentos negativos, abrindo espaço para sentimentos de amor, gratidão e compaixão. Essa harmonia interna se reflete na forma como cada experiência é vivida, trazendo leveza e equilíbrio para os desafios cotidianos.

Meditar com regularidade proporciona um estado de presença constante, onde a mente deixa de ser dominada por preocupações passadas ou ansiedades futuras. Esse alinhamento com o momento presente fortalece a percepção da própria existência e intensifica a conexão com a energia divina. Ao aprofundar a prática meditativa aliada ao Ho'oponopono, é possível acessar camadas mais sutis do subconsciente, promovendo uma limpeza mais eficaz de crenças limitantes. Essa jornada de autoconhecimento conduz a uma transformação genuína, permitindo viver com mais autenticidade, serenidade e plenitude.

A mente humana pode ser comparada a um vasto oceano, onde ondas de pensamentos, emoções e sensações se alternam incessantemente. Na superfície, as águas estão sempre agitadas, impulsionadas pelas preocupações, pelos medos e pelos desejos. Entretanto, ao mergulharmos mais fundo, encontramos um espaço de serenidade e silêncio, onde a turbulência não alcança. A meditação é esse mergulho consciente nas profundezas do ser, um convite para aquietar a mente e acessar a calma que reside além da agitação cotidiana.

Ao iniciar a prática meditativa, somos gentilmente conduzidos a observar nossos pensamentos e emoções sem a necessidade de reagir ou julgar. É como se estivéssemos sentados à beira desse oceano mental, apenas testemunhando o fluxo das ondas sem nos deixarmos arrastar por elas. Esse simples ato de observação nos permite criar espaço interno, dissolvendo gradualmente o turbilhão mental e abrindo caminho para a paz interior. Nesse estado de presença, a mente começa a se acalmar, e a conexão com a sabedoria interna se fortalece.

Os benefícios dessa jornada silenciosa são profundos e abrangentes. A meditação reduz a produção de cortisol, o hormônio do estresse, promovendo um relaxamento natural e profundo. Com a prática constante, a ansiedade cede lugar a uma tranquilidade estável, e a mente se torna menos reativa diante das adversidades. A capacidade de concentração e foco se amplia, permitindo que as tarefas diárias sejam realizadas com mais clareza e eficiência. Esse foco renovado não apenas melhora o desempenho, mas também favorece decisões mais conscientes e equilibradas.

Em termos emocionais, a meditação atua como um bálsamo. Ela suaviza as reações impulsivas e ensina a lidar com emoções intensas de maneira mais serena. A raiva, o medo e a tristeza deixam de ser forças dominantes e passam a ser compreendidas como experiências passageiras, que podem ser acolhidas e processadas sem resistência. Esse equilíbrio emocional se traduz em relações mais harmônicas e em uma postura mais compassiva diante da vida.

Mais profundamente, a prática meditativa eleva a autoconsciência. Ao observar pensamentos e emoções sem interferência, desenvolvemos uma compreensão mais clara de nossos próprios padrões internos. Começamos a identificar crenças limitantes, comportamentos automáticos e condicionamentos que, muitas vezes, nos impedem de avançar. Esse reconhecimento é o primeiro passo para a transformação, pois ao iluminar essas áreas ocultas, abrimos espaço para escolhas mais autênticas e alinhadas com nossa verdadeira essência.

A meditação também expande a conexão espiritual. Ao silenciar a mente, nos aproximamos de uma dimensão mais sutil da existência, onde podemos perceber a presença do divino em nós e ao nosso redor. Essa experiência não exige dogmas ou crenças específicas; é uma sensação natural de pertencimento ao fluxo universal da vida. Essa conexão nos oferece conforto, inspiração e uma sensação de unidade com o todo, alimentando uma confiança serena na jornada que trilhamos.

Quando unimos a meditação à prática do Ho'oponopono, essa experiência se intensifica. O silêncio cultivado na meditação cria o ambiente ideal para a repetição consciente das quatro frases sagradas: "Sinto muito. Me perdoe. Eu te amo. Sou grato(a)." Nesse estado de quietude, as palavras não são apenas ditas, mas sentidas profundamente, penetrando camadas mais sutis do subconsciente. As memórias dolorosas e crenças limitantes emergem suavemente à consciência, permitindo que sejam acolhidas e dissolvidas com amor e compaixão. Esse processo contínuo de limpeza promove uma transformação genuína, libertando o ser de pesos invisíveis e abrindo espaço para novas possibilidades.

Diversas técnicas podem facilitar essa integração. A meditação com as quatro frases é uma delas. Ao sentar-se em um local tranquilo, com a coluna ereta e os olhos fechados, basta respirar profundamente e repetir cada frase com intenção. Sentir o significado por trás de cada palavra cria uma vibração de cura que se espalha pelo corpo e pela mente. Outra abordagem é a meditação com visualização, onde podemos imaginar um lugar sereno e acolhedor, envoltos por uma luz suave que limpa suavemente as memórias negativas. Repetir as frases do Ho'oponopono nesse ambiente interno potencializa o processo de purificação e renova a energia vital.

A meditação guiada também é uma ferramenta poderosa, especialmente para quem está começando. Guias com voz tranquila e compassiva, acompanhados de sons suaves da natureza ou músicas relaxantes, conduzem o praticante por caminhos internos de cura e reconciliação. Essas práticas orientadas oferecem segurança e apoio, tornando o mergulho interior mais acessível e acolhedor.

Para quem busca simplicidade, a meditação com foco na respiração é uma excelente escolha. Observar o fluxo do ar entrando e saindo do corpo, sentir a expansão do abdômen a cada inspiração e o relaxamento a cada expiração, é uma forma poderosa de acalmar a mente e cultivar presença. Ao integrar essa respiração consciente com as frases do Ho'oponopono, cada inspiração traz amor e cada expiração libera dor, em um ciclo contínuo de renovação.

Para que a prática meditativa seja realmente eficaz, algumas atitudes podem ser adotadas. Escolher um ambiente tranquilo, onde distrações sejam mínimas, é essencial. Adotar uma postura confortável, mantendo a coluna ereta, facilita o fluxo de energia. Iniciar com poucos minutos e aumentar o tempo gradualmente evita frustrações. É importante ser paciente e compassivo consigo mesmo, aceitando que a mente pode divagar e que retornar ao foco faz parte do processo. E, acima de tudo, a regularidade é fundamental. Meditar diariamente, mesmo que por poucos minutos, cria raízes profundas e sólidas no caminho da transformação.

Ao permitir-se mergulhar com profundidade na prática da meditação integrada ao Ho'oponopono, acessa-se uma dimensão de paz e clareza que transcende o entendimento racional. Cada respiração consciente e cada repetição das frases sagradas dissolve velhas feridas, abre espaço para novas compreensões e fortalece a conexão com a essência. Esse processo não acontece de forma abrupta, mas por meio de mudanças sutis que, pouco a pouco, redesenham a realidade interna e externa.

Com o tempo, o silêncio cultivado se torna um aliado constante. A vida, antes vista como um campo de batalhas, passa a ser compreendida como um fluxo de experiências que ensinam e transformam. Desafios perdem o peso de obstáculos intransponíveis e passam a ser vistos como oportunidades de crescimento. A compaixão floresce, tanto por si mesmo quanto pelos outros, criando um ambiente interno de aceitação e leveza que se reflete em todas as áreas da vida.

Nesse caminho de autodescoberta, cada momento de meditação se torna um reencontro com a própria essência. A integração profunda entre o Ho'oponopono e a meditação revela que a paz interior não é um destino final, mas um estado contínuo de ser. Permitir-se vivenciar essa jornada com entrega e constância conduz a uma vida mais plena, onde o amor, o perdão e a gratidão se tornam guias silenciosos. E assim, com o coração sereno e a mente em equilíbrio, o oceano mental se acalma, permitindo que a vida flua com leveza, clareza e autenticidade.

Ao permitir-se mergulhar profundamente na prática da meditação integrada ao Ho'oponopono, torna-se possível acessar uma dimensão de paz e clareza que transcende o entendimento racional. Esse estado de entrega silenciosa cria um espaço fértil para que a sabedoria interior se manifeste, guiando o praticante por caminhos de cura e reconciliação. A cada respiração consciente e a cada repetição das frases sagradas, antigas feridas começam a se dissolver, abrindo espaço para uma percepção mais ampla e amorosa da própria existência. Esse processo contínuo de limpeza e renovação transforma não apenas pensamentos, mas também atitudes e escolhas diárias.

Com o tempo, a prática constante revela que a verdadeira transformação não ocorre de forma abrupta, mas sim por meio de sutis mudanças internas que, pouco a pouco, moldam uma nova realidade. O silêncio cultivado se torna um aliado poderoso, permitindo que o fluxo natural da vida conduza ao equilíbrio e à harmonia. Assim, desafios antes vistos como obstáculos passam a ser compreendidos como oportunidades de crescimento e aprendizado. A compaixão por si mesmo e pelos outros floresce, criando um ambiente interno de aceitação e leveza que se reflete em todas as áreas da vida.

    Nesse caminho de autodescoberta, cada momento de meditação se transforma em um reencontro com a própria essência. A integração profunda entre o Ho'oponopono e a meditação revela que a paz interior não é um destino, mas um estado contínuo de ser. Permitir-se vivenciar essa jornada com entrega e constância conduz a uma vida mais plena, onde o amor, o perdão e a gratidão se tornam guias silenciosos. E assim, com o coração sereno e a mente em equilíbrio, o oceano mental se acalma, permitindo que a vida flua com leveza e autenticidade.

Capítulo 8
Harmonia nos Laços

Os relacionamentos são fundamentais para o nosso crescimento pessoal e espiritual, pois refletem diretamente a forma como nos relacionamos conosco mesmos. Cada interação, seja com familiares, amigos, parceiros amorosos ou colegas de trabalho, oferece uma oportunidade valiosa de autoconhecimento e evolução. A harmonia nos laços interpessoais surge quando reconhecemos que nossas experiências são moldadas por memórias e crenças internas, muitas vezes inconscientes, que influenciam nossas reações e comportamentos. Assumir total responsabilidade por essas experiências permite transformar conflitos em aprendizado, criando espaço para conexões mais genuínas e equilibradas. Esse processo nos conduz a uma jornada de cura profunda, na qual somos convidados a liberar julgamentos e expectativas, promovendo relações mais autênticas e enriquecedoras.

A compreensão de que os desafios nos relacionamentos são reflexos de aspectos internos não resolvidos abre portas para uma transformação verdadeira. Cada desentendimento ou desconforto com o outro sinaliza a necessidade de olhar para dentro e identificar padrões emocionais que perpetuam a desarmonia. Esse olhar consciente favorece o perdão, tanto de si mesmo quanto do outro, e estimula a prática da compaixão e da empatia. Ao dissolver ressentimentos e liberar apegos, torna-se possível estabelecer vínculos mais saudáveis, onde a aceitação e o respeito mútuo prevalecem. Essa mudança interna reverbera positivamente em todas as interações, tornando os relacionamentos espaços seguros para crescimento e conexão.

    Adotar uma postura de gratidão diante das experiências vividas com as pessoas ao nosso redor fortalece os laços e promove uma convivência mais leve e amorosa. Reconhecer o valor de cada relação, independentemente dos desafios, permite encarar cada pessoa como uma professora que contribui para nossa evolução. Esse reconhecimento nos motiva a cultivar o amor incondicional, respeitando as diferenças e celebrando as afinidades. Ao transformar nossa perspectiva sobre os relacionamentos, criamos um ambiente propício para a harmonia, onde a compreensão, o diálogo aberto e o respeito mútuo são as bases para relações duradouras e significativas.

    Cada pessoa que cruza nosso caminho carrega consigo um reflexo sutil de quem somos. Nossos relacionamentos funcionam como espelhos, revelando aspectos internos muitas vezes ocultos, sejam eles virtudes ou sombras que precisamos acolher e transformar. Seja no ambiente familiar, nas amizades, nos vínculos amorosos ou nas relações profissionais, cada interação representa uma oportunidade valiosa de aprendizado e crescimento. Quando surgem conflitos ou desconfortos, é comum projetarmos a causa desses desafios no outro. No entanto, o Ho'oponopono nos convida a olhar para dentro e reconhecer que as raízes desses conflitos estão muitas vezes em memórias e crenças inconscientes que carregamos.

Essa prática ancestral nos orienta a assumir total responsabilidade por nossas experiências. Em vez de buscar culpados ou justificar ressentimentos, somos convidados a refletir sobre quais padrões internos estão alimentando a desarmonia. A repetição consciente das frases "Sinto muito. Me perdoe. Eu te amo. Sou grato(a)" não é um simples ritual, mas um processo profundo de cura. Cada palavra traz consigo a força para limpar as memórias que geram expectativas, apegos e julgamentos. Esse movimento interno libera o peso do passado e abre espaço para relações mais leves e autênticas.

Curar os laços interpessoais por meio do Ho'oponopono não significa ignorar os limites ou aceitar comportamentos prejudiciais, mas sim compreender que as dificuldades nos relacionamentos são oportunidades de autoconhecimento. Quando assumimos a responsabilidade por nossas emoções e reações, tornamo-nos capazes de transformar mágoas em compaixão e de substituir o ressentimento pela aceitação. Esse processo não exige que o outro mude; a mudança começa dentro de nós e, por consequência, reverbera positivamente nas nossas conexões.

Práticas simples podem fortalecer essa abordagem de cura. A comunicação consciente é uma delas. Ao praticar a escuta ativa, buscamos compreender o outro sem julgamento, prestando atenção genuína às suas palavras e sentimentos. Expressar nossas necessidades com clareza e respeito, sem recorrer a acusações, também contribui para um diálogo mais harmonioso. A comunicação não violenta nos ensina que é possível afirmar nossos limites e desejos sem desrespeitar o espaço do outro, criando um ambiente de compreensão mútua.

A empatia e a compaixão são igualmente essenciais. Colocar-se no lugar do outro, tentando compreender suas dores e motivações, suaviza conflitos e aproxima corações. Reconhecer que todos enfrentamos batalhas internas nos ajuda a olhar para o outro com mais gentileza. Perdoar, tanto a nós mesmos quanto aos outros, é outro passo fundamental. O perdão não implica esquecer ou justificar erros, mas libertar-se do peso emocional que impede a evolução. Quando escolhemos perdoar, abrimos espaço para a cura e para a renovação dos vínculos.

Outro aspecto importante é a limpeza das expectativas. Muitas vezes, esperamos que o outro se comporte de determinada maneira ou supra nossas necessidades emocionais. No entanto, cada indivíduo tem seu próprio caminho, e a liberdade de ser quem é deve ser respeitada. Liberar essas expectativas nos permite viver relacionamentos mais leves e autênticos, onde o amor não está condicionado a comportamentos ou resultados.

Cultivar a gratidão também transforma a forma como nos relacionamos. Agradecer pelas pessoas que fazem parte da nossa vida, reconhecendo suas qualidades e contribuições, fortalece os laços e abre o coração. Mesmo os desafios podem ser vistos como presentes disfarçados, pois nos ensinam e nos fazem crescer. Esse olhar grato torna os relacionamentos mais harmoniosos e nos incentiva a valorizar a presença do outro.

Visualizar relações harmoniosas é outra prática poderosa. Ao imaginar mentalmente interações positivas com as pessoas ao nosso redor, estamos energeticamente construindo pontes de compreensão e afeto. Visualizar diálogos respeitosos, momentos de alegria e gestos de carinho contribui para a criação de um ambiente emocional mais saudável.

O Ho'oponopono se adapta a todos os tipos de relacionamento. Nos vínculos amorosos, a prática ajuda a curar feridas emocionais, a fortalecer a intimidade e a cultivar o amor incondicional. Ao assumir responsabilidade pelas próprias emoções e expectativas, torna-se possível construir uma relação mais sólida e respeitosa. A comunicação clara e o respeito mútuo tornam-se pilares essenciais para o crescimento do casal.

Nos relacionamentos familiares, o Ho'oponopono atua na reconciliação e na cura de padrões repetitivos que atravessam gerações. Muitas vezes, carregamos memórias ancestrais que influenciam nossos comportamentos e emoções. Praticar o perdão e a gratidão com os membros da família, honrando os ancestrais e respeitando as diferenças, promove a união e fortalece os laços.

Entre amigos, a prática estimula o respeito, a confiança e a reciprocidade. Reconhecer as qualidades dos amigos, perdoar pequenas falhas e ser um apoio constante torna as amizades mais profundas e significativas. A leveza e a alegria fluem naturalmente quando há compreensão e aceitação mútua.

No ambiente profissional, o Ho'oponopono contribui para um clima de respeito e cooperação. A prática ajuda a dissolver conflitos e a promover a clareza na comunicação. Assumir responsabilidade pelas próprias atitudes e manter uma postura ética e colaborativa favorece um ambiente de trabalho mais produtivo e harmonioso. O respeito às diferenças e a empatia com colegas de trabalho criam uma base sólida para relações profissionais saudáveis.

Construir pontes nos relacionamentos exige coragem e disposição para olhar para dentro. É um processo contínuo de autoconhecimento, perdão e gratidão. Ao aplicar o Ho'oponopono em nossas relações, transformamos não apenas a forma como nos conectamos com os outros, mas também a maneira como nos relacionamos conosco mesmos. Cada interação se torna uma oportunidade de evolução, e cada desafio, um convite para crescer com mais amor e consciência.

Nesse caminho de transformação, percebemos que harmonia não significa ausência de conflitos, mas a capacidade de enfrentá-los com maturidade e compaixão. A verdadeira harmonia surge quando aprendemos a respeitar as diferenças, a perdoar as imperfeições e a valorizar as qualidades. Esse equilíbrio interno reflete-se nas relações externas, criando laços mais autênticos e duradouros.

Assim, ao nos comprometermos com a prática do Ho'oponopono, abrimos espaço para relações mais leves e verdadeiras. Cada "Sinto muito" é um passo de humildade, cada "Me perdoe" é um gesto de reconciliação, cada "Eu te amo" é um abraço silencioso, e cada "Sou grato(a)" é uma celebração da vida. Esses simples, mas poderosos atos de cura nos conduzem a uma convivência mais harmoniosa, onde o amor e o respeito são os alicerces que sustentam nossos laços.

Construir pontes nos relacionamentos significa cultivar conexões baseadas na compreensão mútua, no respeito e na aceitação das diferenças. Essa construção exige disposição para ouvir verdadeiramente, comunicar-se com autenticidade e manter o coração aberto, mesmo diante de desafios. O Ho'oponopono nos auxilia nesse processo ao incentivar a responsabilidade pessoal por nossas emoções e reações, permitindo dissolver barreiras emocionais e abrir caminhos para o diálogo sincero. Quando reconhecemos que cada interação carrega um propósito de aprendizado, passamos a valorizar os vínculos como oportunidades de crescimento e evolução conjunta.

Ao aplicar conscientemente o Ho'oponopono nas relações, percebemos que não estamos isolados em nossas experiências; somos parte de uma rede de conexões onde cada gesto, palavra e pensamento têm impacto. Essa percepção nos inspira a agir com mais gentileza e empatia, compreendendo que a harmonia nos laços depende do equilíbrio interno que cultivamos. Assim, pequenas atitudes de amor, perdão e gratidão transformam a qualidade das relações, tornando-as mais leves e acolhedoras. Com isso, passamos a contribuir para ambientes mais pacíficos e colaborativos, tanto no âmbito pessoal quanto profissional.

Essa jornada de cura e reconciliação nos relacionamentos não é linear, mas é profundamente enriquecedora. A prática contínua do Ho'oponopono nos convida a olhar para cada vínculo com compaixão e humildade, reconhecendo que todos estamos em constante evolução. Ao nos comprometermos com esse processo, construímos pontes sólidas que sustentam relações verdadeiras e significativas. Assim, aprendemos que a harmonia nos laços começa dentro de nós e se expande naturalmente para o mundo ao nosso redor, nutrindo conexões que refletem amor, respeito e autenticidade.

Capítulo 9
Curando as Raízes

A família representa o alicerce de nossa existência, sendo o primeiro ambiente onde desenvolvemos nossas percepções sobre amor, pertencimento e convivência. É nesse núcleo que absorvemos comportamentos, crenças e padrões emocionais que moldam nossa jornada pessoal e impactam diretamente a forma como nos relacionamos com o mundo. Cada experiência vivida em família contribui para a construção de nossa identidade e influencia profundamente nossas escolhas e atitudes. Entender que esses laços familiares carregam não apenas afetos, mas também memórias e traumas, nos permite iniciar um processo de cura genuíno, onde a transformação individual reverbera em todo o sistema familiar, promovendo harmonia e equilíbrio.

Ao reconhecer a profundidade das conexões familiares, torna-se possível compreender que muitos desafios que enfrentamos têm raízes em histórias e vivências passadas, transmitidas de geração em geração. Herdamos não apenas características físicas, mas também padrões emocionais e crenças limitantes que influenciam nossas decisões e relacionamentos. A cura desses padrões exige um olhar compassivo para o passado, aceitando que todos os membros da família agiram conforme suas próprias limitações e circunstâncias. Esse entendimento abre caminho para a libertação de ciclos repetitivos e para a construção de relações mais saudáveis, baseadas no respeito mútuo, na aceitação e no amor incondicional.

    Quando nos propomos a transformar nossa relação com a família, damos um passo significativo em direção ao autoconhecimento e à evolução pessoal. A prática de perdoar, compreender e acolher as diferenças nos permite dissolver mágoas e ressentimentos que muitas vezes distanciam os laços familiares. Essa postura consciente cria um ambiente propício para o diálogo aberto, para o fortalecimento das conexões emocionais e para a construção de uma base sólida de apoio mútuo. Assim, ao cuidarmos dessas raízes com amor e dedicação, cultivamos um ambiente familiar onde a compreensão, a empatia e a união florescem, promovendo um legado de harmonia para as futuras gerações.

    A família é como uma árvore com raízes profundas, cujos galhos se estendem por gerações, sustentando e nutrindo cada novo broto que floresce. Desde o nascimento, somos imersos nesse ambiente onde aprendemos sobre amor, pertencimento e convivência. As primeiras impressões sobre o mundo, os vínculos emocionais e os padrões de comportamento são moldados nesse espaço familiar, influenciando profundamente a forma como percebemos a nós mesmos e nos relacionamos com o outro. Porém, assim como uma árvore carrega em suas raízes tanto a força quanto as marcas do tempo, nossas relações familiares também guardam histórias, crenças e feridas emocionais que atravessam gerações. Compreender essa herança é o primeiro passo para curar as raízes e transformar o presente.

O Ho'oponopono nos convida a olhar para nossa história familiar com olhos compassivos, reconhecendo que todos os membros de nossa linhagem carregaram, em algum momento, suas próprias dores e limitações. Muitas vezes, herdamos não apenas características físicas, mas também padrões emocionais e crenças limitantes que influenciam nossas escolhas e moldam nossos comportamentos. Conflitos recorrentes, dificuldades de comunicação e ressentimentos acumulados podem ser reflexos de memórias antigas, transmitidas inconscientemente. Ao trazermos à consciência esses padrões, abrimos a possibilidade de interromper ciclos repetitivos e iniciar um processo de cura que beneficia não só a nós mesmos, mas toda a nossa árvore genealógica.

Praticar o Ho'oponopono nesse contexto familiar é um gesto profundo de amor e responsabilidade. Ao repetirmos as quatro frases sagradas — "Sinto muito. Me perdoe. Eu te amo. Sou grato(a)" — direcionadas aos membros da família ou às memórias que geram desarmonia, iniciamos um processo de limpeza energética e emocional. Cada frase carrega uma intenção poderosa: reconhecer nossas próprias limitações ("Sinto muito"), pedir perdão por pensamentos e comportamentos que contribuíram para conflitos ("Me perdoe"), irradiar amor incondicional

("Eu te amo") e expressar gratidão pela oportunidade de aprender e crescer ("Sou grato(a)"). Esse movimento interno, silencioso e contínuo, começa a dissolver as barreiras invisíveis que impedem a reconciliação e o entendimento.

Um dos primeiros passos para curar esses laços é desenvolver uma comunicação consciente. Isso significa escutar ativamente, sem interromper ou julgar, buscando compreender o ponto de vista do outro com empatia. Expressar sentimentos de forma clara e respeitosa, sem acusações ou cobranças, cria um ambiente propício para o diálogo aberto. A escuta genuína permite que o outro se sinta valorizado e compreendido, enquanto a fala cuidadosa evita mal-entendidos e ressentimentos.

Perdoar é outro pilar fundamental nesse caminho de cura. Muitas vezes, acumulamos mágoas que, com o tempo, se transformam em barreiras emocionais, dificultando o fluxo natural do amor e da convivência. O perdão não significa justificar comportamentos prejudiciais ou esquecer o que aconteceu, mas sim libertar-se do peso do passado. É compreender que todos agimos, em diferentes momentos, de acordo com nossas próprias dores e limitações. Ao escolher perdoar, damos a nós mesmos a chance de seguir em frente com mais leveza e abertura para reconstruir os laços familiares.

A compreensão e a aceitação das diferenças também são essenciais para cultivar relações mais harmoniosas. Cada membro da família é único, com sua própria história, valores e formas de expressar sentimentos. Respeitar essa individualidade, sem tentar mudar ou controlar o outro, fortalece a base do relacionamento. Quando aceitamos que cada um está em seu próprio ritmo de evolução, conseguimos lidar com as diferenças de maneira mais compassiva e amorosa.

Para aprofundar ainda mais esse processo de cura, a prática de visualização pode ser uma ferramenta poderosa. Imaginar mentalmente a família reunida em harmonia, compartilhando momentos de alegria e conexão, ajuda a criar uma atmosfera de paz e bem-estar. Essa visualização, acompanhada das frases do Ho'oponopono, potencializa a limpeza das memórias e contribui para a construção de um ambiente familiar mais amoroso.

Honrar nossos ancestrais também faz parte dessa jornada de cura. Muitas vezes, carregamos padrões e comportamentos que têm raízes em gerações anteriores. Ao reconhecermos a influência de nossos antepassados em nossa história, podemos expressar gratidão por tudo o que recebemos, mas também escolher liberar padrões que não nos servem mais. O Ho'oponopono nos oferece a oportunidade de enviar amor e gratidão às gerações passadas, promovendo a cura das feridas que foram transmitidas. Esse gesto não só honra o legado que nos foi deixado, mas também abre caminho para que novas gerações possam crescer livres desses condicionamentos.

A prática constante do Ho'oponopono dentro do ambiente familiar contribui para fortalecer os laços afetivos, promovendo união e compreensão. À medida que limpamos memórias dolorosas e liberamos ressentimentos, criamos espaço para o amor incondicional florescer. Esse processo de cura não exige pressa nem perfeição, mas sim constância e intenção sincera. Cada pequena mudança interna reverbera nos relacionamentos, transformando a dinâmica familiar de forma gradual e significativa.

Ao cuidar dessas raízes com dedicação, cultivamos um ambiente onde a empatia, o respeito e o amor são nutridos diariamente. Pequenos gestos, como ouvir com atenção, pedir desculpas sinceras ou demonstrar gratidão, são sementes que, com o tempo, florescem em conexões mais autênticas e profundas. Assim, transformamos a família em um espaço seguro de apoio mútuo e crescimento pessoal.

Essa jornada de cura familiar não se limita ao presente; ela se estende para o futuro. Cada passo dado em direção ao entendimento e ao perdão contribui para construir um legado de amor e harmonia que será sentido por aqueles que vierem depois de nós. As próximas gerações colherão os frutos dessa dedicação, crescendo em um ambiente mais leve e saudável, onde o amor e o respeito são valores fundamentais.

Ao nos comprometermos com essa transformação, tornamo-nos guardiões de uma herança emocional mais leve e amorosa. O Ho'oponopono nos lembra que cada escolha consciente e cada palavra de amor têm o poder de atravessar o tempo, curando o passado e iluminando o futuro. Dessa forma, honramos nossas raízes e permitimos que nossa árvore familiar floresça com mais força e beleza.

Curar as raízes não é apagar o que foi vivido, mas compreender e transformar. É reconhecer que nossas histórias, por mais desafiadoras que sejam, fazem parte de quem somos. E, ao escolhermos a compaixão e o perdão, oferecemos a nós mesmos e àqueles que amamos a oportunidade de reescrever essa história com mais amor, equilíbrio e harmonia. Assim, perpetuamos um ciclo de cuidado e crescimento que ressoará por muitas gerações, firmando um legado de paz e união.

Ao nos dedicarmos a esse processo de cura e reconciliação, plantamos sementes de amor que florescerão nas próximas gerações. Cada gesto de compreensão, cada palavra de perdão e cada ato de gratidão transforma não apenas nossa experiência familiar, mas também o caminho daqueles que virão depois de nós. Assim, o ciclo de dor e conflito dá lugar a um legado de amor, respeito e conexão genuína, onde cada membro da família pode crescer livremente, apoiado por raízes fortalecidas pela empatia e pelo cuidado mútuo.

Esse movimento de cura não exige perfeição, mas sim presença e intenção verdadeira. Reconhecer nossas limitações e as dos outros nos permite seguir com leveza, conscientes de que cada passo dado na direção do entendimento já representa uma grande transformação. Com o tempo, os laços familiares se renovam, permitindo que novas histórias sejam escritas, marcadas por confiança, aceitação e apoio incondicional. Dessa forma, a família se torna não apenas um reflexo do passado, mas um espaço seguro onde o amor pode se manifestar de maneira plena e autêntica.

Ao abraçarmos esse caminho de cura, nos tornamos guardiões de uma herança emocional mais leve e amorosa. O Ho'oponopono nos guia nessa jornada, lembrando-nos de que cada escolha consciente e cada palavra de amor reverberam além de nós, alcançando aqueles que vieram antes e os que ainda virão. Assim, honramos nossas raízes e florescemos como indivíduos e como família, perpetuando um ciclo de harmonia e crescimento que ecoará por gerações.

Capítulo 10
Libertando-se das Correntes

O passado exerce uma influência profunda em nossa vida, deixando marcas que podem tanto fortalecer quanto limitar nosso crescimento. Experiências dolorosas, traumas e arrependimentos acumulam-se como correntes invisíveis que restringem nossa capacidade de viver com plenitude. No entanto, é possível romper essas amarras e resgatar a liberdade interior por meio de práticas que promovem a reconciliação e a cura emocional. O Ho'oponopono surge como um caminho poderoso para esse processo, permitindo transformar memórias difíceis em aprendizados e libertar o coração de pesos desnecessários. Essa abordagem nos convida a reconhecer e acolher cada experiência como parte essencial da nossa jornada, possibilitando uma vida mais leve e harmoniosa.

Ao integrar o Ho'oponopono no cotidiano, desenvolve-se a capacidade de assumir responsabilidade por tudo aquilo que nos afeta, compreendendo que, mesmo de forma inconsciente, participamos da criação das circunstâncias que vivemos. Esse entendimento não implica culpa, mas oferece a chave para transformar a relação com o passado. O perdão torna-se uma ferramenta indispensável, liberando ressentimentos e permitindo que emoções como raiva, medo e tristeza sejam dissolvidas. Por meio da aceitação sincera, é possível perceber que cada vivência, por mais desafiadora que tenha sido, contribuiu para o amadurecimento pessoal. Essa consciência abre espaço para a gratidão, que suaviza o peso das lembranças e ilumina o caminho para novas possibilidades.

A prática constante das quatro frases do Ho'oponopono — "Sinto muito. Me perdoe. Te amo. Sou grato." — atua como um instrumento de limpeza profunda, facilitando a transmutação de memórias limitantes em energia positiva. Essa repetição consciente envolve as experiências passadas com amor e compreensão, desfazendo os bloqueios emocionais que impedem o fluxo natural da vida. Assim, ao soltar as amarras do passado, abre-se um espaço de paz e clareza que impulsiona a criação de um futuro alinhado com nossos verdadeiros desejos. A partir desse estado de equilíbrio, é possível construir uma nova realidade, guiada pela leveza, confiança e harmonia.

O passado, com suas memórias e experiências, muitas vezes se torna um fardo invisível que carregamos ao longo da vida. Traumas não resolvidos, arrependimentos e mágoas criam correntes silenciosas que nos prendem a padrões emocionais limitantes, dificultando nossa capacidade de avançar e viver com plenitude. Esses pesos emocionais se manifestam como bloqueios, influenciando nossos pensamentos, comportamentos e decisões, impedindo-nos de acessar nosso verdadeiro potencial. No entanto, é possível romper essas amarras e resgatar a liberdade interior por meio de práticas de cura emocional, como o Ho'oponopono, que nos guia no processo de reconciliação com o passado e na transformação de nossas memórias mais dolorosas em aprendizado e crescimento.

O Ho'oponopono nos convida a enxergar o passado com compaixão, aceitando que todas as experiências — boas ou ruins — desempenharam um papel importante na construção de quem somos hoje. Não se trata de negar ou esquecer o que aconteceu, mas de acolher essas vivências com amor e compreensão. A prática começa com a responsabilidade pessoal, reconhecendo que, de alguma forma, participamos da criação das circunstâncias que enfrentamos, mesmo que de forma inconsciente. Esse entendimento não traz culpa, mas oferece o poder de mudar a forma como reagimos e nos relacionamos com o passado.

Assumir responsabilidade é reconhecer que temos o poder de escolher como lidamos com nossas experiências. Isso significa aceitar que as emoções de raiva, culpa, medo e ressentimento que carregamos são reflexos internos que podem ser transformados. Quando nos abrimos para essa compreensão, o perdão se torna um caminho natural. Perdoar não é justificar o que aconteceu ou apagar o passado, mas libertar-se do peso que esses sentimentos negativos impõem. É um ato de amor-próprio, que nos permite seguir em frente com leveza e sabedoria.

A repetição consciente das quatro frases do Ho'oponopono — "Sinto muito. Me perdoe. Eu te amo.

Sou grato(a)" — é uma ferramenta poderosa nesse processo. Cada frase carrega uma intenção específica que, combinada, atua na limpeza profunda de memórias dolorosas. Quando dizemos "Sinto muito", reconhecemos a dor que causamos a nós mesmos ou aos outros. Ao pedir "Me perdoe", assumimos a responsabilidade por essas dores e buscamos a reconciliação. A declaração "Eu te amo" irradia amor incondicional para nós e para todos os envolvidos, dissolvendo bloqueios emocionais. E "Sou grato(a)" encerra o ciclo com gratidão pelas lições aprendidas, permitindo que a energia flua livremente.

Esse processo de cura pode ser potencializado por meio da visualização. Revisitar mentalmente situações difíceis do passado e envolver as pessoas e os eventos com luz e amor contribui para a dissolução das feridas emocionais. Ao imaginar-se enviando perdão e compaixão a si mesmo e aos outros, começamos a preencher os espaços antes ocupados por mágoas com serenidade e compreensão. Essa prática constante transforma a forma como nos relacionamos com as nossas lembranças, permitindo-nos seguir adiante sem o peso emocional que antes nos limitava.

Aceitar o passado como parte da nossa história é essencial para a cura. A aceitação não significa resignação, mas reconhecimento de que tudo aconteceu da maneira que precisava acontecer para nos trazer até este momento. Essa compreensão abre espaço para a gratidão, pois mesmo as experiências mais desafiadoras carregam lições valiosas. A gratidão transforma a perspectiva sobre o passado, suavizando as dores e trazendo uma sensação de paz interior. Quando somos gratos pelas experiências vividas, abrimos espaço para novas oportunidades e caminhos antes bloqueados pelo peso das lembranças.

Ao libertar-nos dessas correntes emocionais, começamos a perceber a vida com mais clareza. As decisões tornam-se mais conscientes e alinhadas com nossos valores, e os relacionamentos passam a ser construídos a partir de um lugar de autenticidade e amor. O que antes parecia um obstáculo intransponível se transforma em aprendizado, e o passado deixa de ser um fardo para se tornar um mestre silencioso, cujas lições nos conduzem ao crescimento pessoal.

Esse processo de cura não ocorre de forma imediata, mas se desenvolve gradualmente, à medida que nos permitimos vivenciar cada etapa com paciência e verdade. Mergulhar profundamente em si mesmo exige coragem, mas também oferece a oportunidade de nos reconectarmos com nossa essência. A cada vez que escolhemos perdoar, agradecer ou simplesmente acolher uma memória com compaixão, fortalecemos essa conexão e nos aproximamos de uma versão mais autêntica e leve de nós mesmos.

Com o coração mais leve, somos capazes de enxergar novas possibilidades. Caminhos antes obscurecidos pelo medo ou pela culpa se revelam, e a vida começa a fluir com mais naturalidade. As decisões passam a ser tomadas com mais clareza, sem o peso de antigos padrões. Relações tornam-se mais saudáveis e equilibradas, livres de expectativas irreais e condicionamentos do passado. E, nesse estado de harmonia, surge a verdadeira liberdade: a capacidade de criar novas experiências e viver plenamente o presente.

Ressignificar o passado é um convite para escrever um novo capítulo em nossa história. Um capítulo onde não somos mais prisioneiros das dores antigas, mas protagonistas conscientes de nossas escolhas. A prática contínua do Ho'oponopono nos ajuda a trilhar esse caminho com leveza e amor. Cada "Sinto muito" nos aproxima da humildade, cada "Me perdoe" nos reconcilia com nossa humanidade, cada "Eu te amo" expande nosso coração, e cada "Sou grato(a)" fortalece nossa conexão com a vida.

Esse novo começo não apaga o que foi vivido, mas transforma a maneira como carregamos nossa história. A partir dessa transformação, nasce a liberdade verdadeira — a liberdade de ser quem realmente somos, sem as correntes do passado nos limitando. Com o passado ressignificado e o coração em paz, podemos finalmente caminhar com confiança em direção ao futuro, guiados pela leveza de quem compreendeu que cada experiência foi essencial para o florescimento de sua verdadeira essência.

Assim, a jornada de libertação das correntes do passado não é apenas um processo de cura individual, mas uma abertura para uma vida mais plena, consciente e autêntica. Ao soltarmos as amarras emocionais que nos prendiam, nos permitimos viver com mais alegria, amor e gratidão, escrevendo uma nova história marcada por equilíbrio, harmonia e liberdade.

Esse processo de libertação não acontece de forma instantânea, mas se desenvolve gradualmente, à medida que nos permitimos vivenciar cada etapa com paciência e autenticidade. A prática constante do Ho'oponopono nos convida a mergulhar profundamente em nós mesmos, reconhecendo nossas fragilidades sem julgamentos. Esse mergulho interno revela camadas ocultas de emoções que, uma vez acolhidas, tornam-se pontes para a autocura. Assim, cada passo dado em direção ao perdão e à gratidão fortalece a conexão com nossa essência, permitindo-nos seguir em frente com mais clareza e propósito.

Com o coração mais leve, somos capazes de perceber novas possibilidades e caminhos que antes estavam obscurecidos pelo peso das lembranças. A vida começa a fluir com mais naturalidade, e escolhas que antes pareciam difíceis tornam-se mais simples e alinhadas com nossos valores. Esse estado de equilíbrio nos dá a liberdade de criar novas experiências sem repetir padrões antigos, abrindo espaço para relações mais saudáveis, conquistas genuínas e uma convivência mais harmoniosa com o mundo ao nosso redor.

Ao ressignificar o passado e cultivar a paz interior, damos início a um novo capítulo de nossa história. Um capítulo onde somos protagonistas conscientes, guiados pela sabedoria adquirida e pela leveza de quem se libertou das amarras emocionais. A cada nova escolha, reafirmamos nosso compromisso com uma vida mais plena e autêntica, onde o passado é apenas um degrau na escada da evolução, e o presente se torna o terreno fértil para florescerem novos sonhos e possibilidades.

Capítulo 11
Autoestima

A autoestima é a base essencial para uma vida equilibrada e realizada, refletindo diretamente na forma como nos relacionamos com nós mesmos e com o mundo ao nosso redor. Reconhecer o próprio valor e confiar nas próprias capacidades são pilares fundamentais para estabelecer limites saudáveis, enfrentar desafios e buscar realizações pessoais. Esse processo de fortalecimento interior exige a superação de crenças limitantes e memórias negativas que, muitas vezes, obscurecem a percepção de nosso valor intrínseco. O Ho'oponopono surge como uma prática eficaz para dissolver esses bloqueios internos, promovendo a autocompaixão, o perdão e o amor-próprio como caminhos para desenvolver uma autoestima sólida e autêntica.

Construir uma autoestima saudável envolve olhar para dentro com honestidade e gentileza, aceitando as próprias imperfeições e reconhecendo as qualidades que nos tornam únicos. As experiências passadas, por mais desafiadoras que tenham sido, moldaram nosso caminho, mas não definem quem somos. Ao assumir a responsabilidade por nossos pensamentos e emoções, tornamo-nos agentes da nossa própria transformação.

Esse movimento interno permite libertar-se de julgamentos autocríticos e padrões de comparação, favorecendo uma relação mais amorosa e respeitosa consigo mesmo. Essa aceitação genuína cria um espaço seguro para o crescimento pessoal e o florescimento de novas possibilidades.

A prática constante do Ho'oponopono atua como uma ferramenta de cura emocional, capaz de limpar memórias que alimentam inseguranças e sentimentos de inadequação. Por meio das frases "Sinto muito. Me perdoe. Te amo. Sou grato.", inicia-se um processo profundo de reconciliação interna, que suaviza feridas emocionais e dissolve culpas acumuladas. Esse cuidado consigo mesmo fortalece a confiança e a conexão com a própria essência, permitindo que o amor-próprio floresça de maneira autêntica. Com esse alicerce fortalecido, torna-se possível avançar com coragem na construção de uma vida plena, guiada pela autoconfiança e pelo reconhecimento do próprio valor.

A autoestima é profundamente influenciada por nossas vivências, relacionamentos e pelas mensagens que absorvemos do ambiente ao nosso redor. Desde a infância, cada palavra de crítica ou rejeição, cada comparação injusta ou experiência negativa pode deixar marcas silenciosas, moldando a maneira como nos percebemos. Essas vivências podem alimentar inseguranças, instalar dúvidas e perpetuar um sentimento de inferioridade que nos acompanha pela vida. Muitas vezes, esses sentimentos tornam-se raízes invisíveis que sustentam crenças limitantes e dificultam o reconhecimento do nosso verdadeiro valor. No entanto, é possível reescrever essa história interna.

O Ho'oponopono, uma prática ancestral havaiana, surge como um convite à reconciliação com nós mesmos. Ele nos ensina que a verdadeira fonte da autoestima não está nas opiniões externas ou nas conquistas materiais, mas sim na profunda conexão com a divindade que habita dentro de cada um de nós. Ao praticar o Ho'oponopono, iniciamos um processo de limpeza interna, dissolvendo memórias e crenças que obscurecem nossa percepção de valor. Essa purificação emocional abre espaço para a autoaceitação genuína, permitindo que o amor-próprio floresça naturalmente e que a confiança em nossas capacidades se fortaleça.

Esse caminho de fortalecimento da autoestima passa, primeiramente, pela responsabilidade. Reconhecer que somos responsáveis pelos pensamentos e sentimentos que cultivamos sobre nós mesmos é um passo fundamental. Não se trata de carregar culpas, mas de compreender que temos o poder de escolher como nos vemos e como lidamos com nossas imperfeições. Esse despertar nos conduz à consciência de que podemos transformar crenças limitantes e criar uma nova narrativa interna, mais compassiva e fortalecedora.

O perdão, nesse processo, assume um papel curativo. Perdoar a si mesmo por erros do passado, por falhas e até mesmo por não ter se protegido de determinadas situações é libertador. Essa prática dissolve o peso da culpa e silencia a voz interna que critica e julga. O perdão abre as portas para a autocompaixão, criando um espaço seguro para que o amor-próprio se instale de forma genuína. Assim, é possível acolher nossas imperfeições sem resistência, compreendendo que elas fazem parte da experiência humana.

A autoaceitação é o solo fértil onde a autoestima se fortalece. Aceitar-se plenamente, com qualidades e defeitos, é um gesto de coragem e autenticidade. Essa aceitação não significa acomodar-se, mas reconhecer que somos seres em constante evolução. Ao nos aceitarmos como somos, abrimos caminho para mudanças verdadeiras e duradouras, livres de pressões externas e baseadas no respeito por nossa essência.

Esse respeito por si mesmo se manifesta também no cultivo do amor-próprio. Tratar-se com carinho, respeito e compreensão é um ato diário que transforma a maneira como nos posicionamos no mundo. O amor-próprio se reflete nas escolhas que fazemos, nos limites que estabelecemos e na forma como nos permitimos viver com autenticidade. Ele se torna a base sólida sobre a qual construímos uma vida plena e significativa.

A gratidão completa esse ciclo de fortalecimento interno. Ser grato pelas próprias qualidades, talentos e conquistas nos coloca em sintonia com a abundância da vida. A gratidão não apenas reconhece o que já temos, mas também nos faz perceber o quanto somos merecedores de amor, felicidade e sucesso. Esse sentimento expande nossa visão e fortalece a conexão com nosso potencial ilimitado.

Uma das práticas mais transformadoras do Ho'oponopono é a limpeza de memórias através das quatro frases poderosas: "Sinto muito. Me perdoe. Te amo. Sou grato." Ao repetir essas palavras com sinceridade, criamos um movimento de cura interna. Elas atuam diretamente nas raízes emocionais que sustentam crenças de inadequação, dissolvendo medos, inseguranças e bloqueios. Esse diálogo amoroso consigo mesmo resgata a confiança e traz clareza sobre quem realmente somos, livres das distorções criadas por experiências dolorosas.

As afirmações positivas complementam esse processo de reconstrução da autoestima. Declarar frases como "Eu me amo e me aceito completamente", "Sou capaz de realizar meus sonhos" e "Sou merecedor de amor e felicidade" reprograma o subconsciente, substituindo crenças limitantes por pensamentos fortalecedores. Esse hábito diário cria novas conexões mentais que sustentam uma visão mais amorosa e confiante de si mesmo.

Entretanto, para que esse processo seja profundo e transformador, é essencial revisitar e curar as feridas do passado. Muitas vezes, traumas emocionais, críticas severas e rejeições vividas ao longo da vida permanecem como cicatrizes abertas. O Ho'oponopono nos convida a olhar para essas dores com compaixão e compreensão. Ao perdoar as pessoas envolvidas e a nós mesmos, dissolvemos os laços que nos mantêm presos a essas lembranças. Esse ato de cura não apaga o que foi vivido, mas ressignifica o passado, libertando-nos para seguir em frente com leveza e confiança.

Reconhecer e celebrar as próprias conquistas é outro pilar essencial na construção da autoestima. Cada passo dado, cada obstáculo superado e cada aprendizado adquirido merece ser valorizado. Essa celebração não precisa ser grandiosa; pode ser um simples reconhecimento interno de que estamos avançando. Esse hábito fortalece a autoconfiança e reforça a crença de que somos capazes de alcançar nossos objetivos.

Mais do que isso, a verdadeira transformação acontece quando nos conectamos profundamente com nossa essência. Existe em cada um de nós uma parte pura, perfeita e ilimitada, que permanece intacta, independentemente das circunstâncias externas. Quando silenciamos o ego e nos sintonizamos com essa sabedoria interior, compreendemos nosso valor intrínseco. Essa conexão nos permite viver com mais leveza, autenticidade e amor incondicional por nós mesmos.

Esse reencontro com a própria essência nos fortalece diante das adversidades. Passamos a compreender que críticas e rejeições fazem parte do processo de evolução e que nosso valor não depende da aceitação alheia. Essa compreensão traz serenidade e nos permite estabelecer limites saudáveis, priorizando o que realmente nos faz bem. As escolhas tornam-se mais conscientes e alinhadas com nossos valores, afastando a necessidade de agradar ou se encaixar em padrões que não refletem quem somos.

Com uma autoestima fortalecida, enfrentamos desafios com mais coragem e confiança. As oportunidades são abraçadas sem medo, os merecimentos são reconhecidos sem culpa e os caminhos de realização pessoal são trilhados com determinação. O amor-próprio se transforma em um guia seguro, conduzindo-nos a uma vida autêntica e gratificante.

Ao praticar diariamente a autocompaixão e o respeito por nossa trajetória, permitimos que o amor-próprio floresça naturalmente. A construção de uma autoestima sólida é um processo contínuo, mas cada pequeno avanço nos aproxima de uma existência mais leve, plena e coerente com nossa verdadeira essência. Nessa jornada, aprendemos a celebrar conquistas com gratidão, a enfrentar desafios com resiliência e, acima de tudo, a viver com a certeza de que somos plenamente dignos de amor, felicidade e realização.

Essa conexão profunda com a própria essência nos permite enxergar além das imperfeições e limitações impostas pelo mundo externo. Ao reconhecer que somos parte de algo maior, compreendemos que cada desafio enfrentado faz parte do nosso processo de evolução. Essa percepção nos fortalece, trazendo serenidade para lidar com críticas e rejeições, pois passamos a entender que nosso valor não depende da aprovação alheia. Assim, a autoestima se torna um reflexo do respeito e do carinho que cultivamos por nós mesmos, sustentando uma base sólida para vivermos de forma mais plena e verdadeira.

Com o fortalecimento da autoestima, passamos a nos posicionar com mais firmeza diante da vida, estabelecendo limites saudáveis e priorizando aquilo que realmente nos faz bem. As escolhas se tornam mais conscientes e alinhadas aos nossos valores, afastando a necessidade de agradar ou se encaixar em padrões que não refletem quem somos. Esse novo olhar sobre si mesmo permite abraçar oportunidades com coragem, reconhecer merecimentos sem culpa e trilhar caminhos de realização pessoal com confiança. O amor-próprio se revela, então, como um guia essencial para construir uma trajetória autêntica e gratificante.

    Ao cultivarmos diariamente a autocompaixão e o respeito por nossa história, damos espaço para que o amor-próprio floresça de forma natural. A jornada para uma autoestima verdadeira é contínua e exige dedicação, mas cada passo nesse caminho nos aproxima de uma vida mais leve, plena e alinhada com quem realmente somos. A partir dessa base sólida, somos capazes de enfrentar desafios com resiliência, celebrar conquistas com gratidão e, acima de tudo, viver com a certeza de que somos dignos de amor, felicidade e realização.

Capítulo 12
Prosperidade Abundante

A verdadeira prosperidade se revela quando reconhecemos que a abundância vai muito além de bens materiais, abrangendo equilíbrio emocional, saúde, relacionamentos harmoniosos, realização pessoal e paz interior. Esse estado de plenitude surge naturalmente quando estamos alinhados com nossa essência e em harmonia com o fluxo do universo. A conexão profunda com nossa sabedoria interior nos permite perceber que somos merecedores de uma vida rica em oportunidades e felicidade. Ao cultivar pensamentos positivos e nutrir sentimentos de gratidão, atraímos circunstâncias favoráveis que impulsionam o crescimento em todas as áreas da vida.

Superar barreiras internas é essencial para permitir que a prosperidade flua livremente. Muitas vezes, crenças negativas enraizadas, como a ideia de que a riqueza é inacessível ou de que o sucesso exige sacrifícios extremos, limitam nossa capacidade de experimentar a abundância. Identificar e transformar essas crenças é um passo fundamental para liberar bloqueios e criar espaço para novas possibilidades. Quando assumimos a responsabilidade por nossas experiências e reconhecemos o poder que temos de ressignificar pensamentos e emoções, começamos a construir uma realidade mais próspera. Essa mudança de perspectiva abre caminho para o desenvolvimento de uma mentalidade mais aberta e receptiva às oportunidades que surgem.

Integrar práticas diárias que reforcem a confiança no fluxo da vida fortalece a conexão com a abundância. Atos de generosidade, afirmações positivas e a visualização de metas realizadas contribuem para estabelecer uma relação saudável com o conceito de prosperidade. Cada ação inspirada, guiada pela intuição e pelo propósito, aproxima a realização de nossos objetivos. Quando nos entregamos ao presente com confiança e gratidão, tornamo-nos co-criadores de uma vida plena e equilibrada, onde a prosperidade se manifesta de forma natural e contínua em todos os aspectos do ser.

Muitas das barreiras que nos impedem de experimentar a verdadeira prosperidade têm raízes profundas em crenças limitantes herdadas ou construídas ao longo da vida. Desde a infância, somos expostos a ideias que moldam nossa percepção sobre dinheiro, sucesso e abundância. Frases como "dinheiro é sujo", "riqueza é para poucos" ou "é preciso sofrer para vencer" tornam-se verdades inconscientes que limitam nossa capacidade de prosperar. Essas crenças, muitas vezes passadas de geração em geração ou reforçadas por experiências negativas, criam bloqueios internos que impedem o fluxo natural da abundância.

No entanto, o Ho'oponopono surge como uma poderosa ferramenta de cura e transformação, permitindo-nos acessar e limpar essas memórias armazenadas no subconsciente. A prática nos convida a reconhecer que essas limitações não fazem parte da nossa essência, mas são apenas registros emocionais que podem ser dissolvidos. Ao repetir as frases "Sinto muito. Me perdoe. Te amo. Sou grato.", iniciamos um processo de libertação dessas crenças, abrindo espaço para novas possibilidades. Esse movimento interno cria um ambiente fértil para que a prosperidade se manifeste de forma plena em todas as áreas da vida.

O primeiro passo para atrair a verdadeira abundância é assumir a responsabilidade pela nossa realidade financeira e pelas crenças que alimentamos sobre prosperidade. Não se trata de culpa, mas de reconhecer que temos o poder de transformar pensamentos e emoções que nos limitam. Quando compreendemos que somos cocriadores da nossa experiência, abrimos caminho para ressignificar padrões antigos e construir uma mentalidade mais positiva e receptiva à prosperidade. Essa mudança interna é fundamental para dissolver bloqueios energéticos e permitir que o fluxo de abundância alcance todas as áreas da vida.

A gratidão desempenha um papel essencial nesse processo. Quando cultivamos gratidão por tudo o que já possuímos — por nossas conquistas, pelas pequenas vitórias diárias e até pelos desafios que nos ensinam —, entramos em sintonia com a energia da abundância. A gratidão expande nossa percepção, permitindo que reconheçamos as oportunidades que já estão presentes e atraiamos ainda mais bênçãos. Esse sentimento genuíno cria uma vibração positiva que nos conecta ao fluxo natural de prosperidade.

Outro elemento fundamental é a prática da visualização. Imaginar-se vivendo uma vida próspera e abundante, sentindo a alegria e a gratidão por cada conquista, é uma maneira poderosa de alinhar o subconsciente com nossos objetivos. Ao visualizar cenários de sucesso e realização, enviamos sinais claros ao universo de que estamos prontos para receber. Essa prática fortalece a confiança nas próprias capacidades e nos aproxima das metas desejadas.

As afirmações positivas complementam essa jornada de transformação. Frases como "Eu sou próspero e abundante em todas as áreas da minha vida", "O dinheiro flui para mim com facilidade e alegria" e "Eu mereço uma vida repleta de bênçãos" têm o poder de reprogramar crenças limitantes. A repetição constante dessas afirmações reforça uma mentalidade positiva, desfazendo padrões de escassez e instalando novas crenças que favoreçam a prosperidade.

A limpeza de memórias, por meio do Ho'oponopono, atua diretamente nas raízes emocionais das crenças de limitação. Ao direcionar as quatro frases para memórias de escassez, medo e autossabotagem, liberamos energia estagnada e criamos espaço para novas experiências. Esse processo de cura permite que a abundância flua de maneira natural, livre de bloqueios internos. É como abrir portas antes trancadas, permitindo que novas oportunidades entrem em nossa vida.

A generosidade também faz parte do ciclo virtuoso da prosperidade. Compartilhar o que temos, seja por meio de doações, apoio ao próximo ou gestos de bondade, reforça o fluxo de abundância. Quando damos de coração aberto, sem esperar nada em troca, demonstramos confiança no fluxo da vida. Esse ato sincero cria uma corrente de reciprocidade, onde o que oferecemos retorna multiplicado.

No entanto, a prosperidade não se manifesta apenas através de pensamentos e sentimentos. A ação inspirada é essencial para concretizar sonhos. Seguir a intuição, agir com confiança e aproveitar as oportunidades que surgem são passos fundamentais para transformar desejos em realidade. A combinação de intenção clara com ações consistentes cria um caminho sólido para o sucesso. A prosperidade se torna, assim, um reflexo direto das escolhas conscientes que fazemos diariamente.

A verdadeira prosperidade se revela quando equilibramos todas as áreas da vida. Cuidar da saúde física e mental é essencial para ter energia e disposição para aproveitar as oportunidades que surgem. Alimentar-se bem, praticar exercícios físicos e cultivar hábitos saudáveis são formas de honrar o corpo, nosso principal instrumento de manifestação. Da mesma forma, investir em relacionamentos saudáveis e harmoniosos fortalece nossa base emocional, criando um ambiente de apoio e bem-estar.

No campo profissional, buscar um trabalho alinhado com nossos talentos e propósito de vida contribui para uma sensação de realização e prosperidade. Quando nos dedicamos a atividades que nos trazem satisfação, o sucesso se torna uma consequência natural. Esse alinhamento entre propósito e trabalho gera não apenas retorno financeiro, mas também um sentimento profundo de contribuição e significado.

A espiritualidade complementa esse equilíbrio. Estar conectado com nossa essência divina e com o universo nos proporciona clareza e direção. A espiritualidade nos lembra que somos parte de algo maior e que a abundância está disponível para todos que se permitem receber. Essa conexão nos guia com sabedoria e nos fortalece diante dos desafios, mantendo-nos firmes no caminho da prosperidade verdadeira.

Permitir-se fluir com o ritmo natural da vida é compreender que a abundância não é um recurso finito, mas uma energia em constante movimento. Quando nos abrimos para esse fluxo, percebemos que dar e receber fazem parte de um mesmo ciclo. Pequenos atos de generosidade, gratidão sincera e ações guiadas pelo coração criam um campo energético favorável ao crescimento e à realização. Essa harmonia interna se reflete nas oportunidades que surgem, permitindo que o sucesso se manifeste de forma leve e espontânea.

Ao integrar o Ho'oponopono e outras práticas conscientes em nossa rotina, criamos uma base sólida para a prosperidade florescer. Cada pensamento limpo de limitações e cada ação tomada com intenção fortalecem nossa confiança na vida. Assim, aprendemos a confiar nos processos, compreendendo que cada desafio traz lições valiosas e que cada conquista é resultado do nosso alinhamento com o propósito.

A prosperidade deixa, então, de ser um objetivo distante e se transforma em parte integrante da nossa jornada diária. Viver em abundância é reconhecer que já somos completos e que a verdadeira riqueza se manifesta de dentro para fora. Ao nos libertarmos de crenças limitantes e nos abrirmos para o fluxo natural da vida, tornamo-nos cocriadores de uma realidade plena, rica em significado e realizações. Com mente clara e coração aberto, seguimos guiados por uma intuição sábia que nos conduz a caminhos de crescimento, equilíbrio e plenitude. Assim, a verdadeira prosperidade se revela como um estado natural de ser, onde cada momento é uma oportunidade de expandir, compartilhar e celebrar a abundância em todas as suas formas.

Permitir-se vivenciar a prosperidade em sua totalidade é compreender que ela nasce do equilíbrio entre dar e receber. Quando nos abrimos para esse fluxo natural, compreendemos que a abundância não é um recurso limitado, mas uma energia em constante movimento. Pequenos gestos de generosidade, gratidão sincera e ações guiadas pelo coração criam um ciclo positivo que amplia as possibilidades de crescimento. Esse estado de harmonia nos conecta com oportunidades que antes passavam despercebidas, permitindo que o sucesso flua de maneira leve e espontânea.

Ao integrar práticas como o Ho'oponopono em nossa rotina, cultivamos um solo fértil para o florescimento da verdadeira abundância. Cada pensamento limpo de limitações e cada ação tomada com intenção consciente fortalece a confiança em nossa capacidade de prosperar. Assim, aprendemos a confiar nos processos da vida, sabendo que cada desafio traz consigo lições valiosas e que cada conquista é reflexo do nosso alinhamento com o propósito. A prosperidade, então, deixa de ser um destino distante e se torna parte da nossa jornada diária.

Viver em prosperidade é reconhecer que já somos completos e que a abundância se manifesta de dentro para fora. Quando nos libertamos de crenças limitantes e nos abrimos para o fluxo da vida, nos tornamos cocriadores de uma realidade rica em significado e realizações. Com mente clara e coração aberto, somos guiados por uma intuição sábia que nos leva a caminhos de crescimento e plenitude. Assim, a verdadeira prosperidade se revela como um estado natural de ser, onde cada momento é uma oportunidade de expandir, compartilhar e celebrar a abundância em todas as suas formas.

Capítulo 13
Harmonia Interior, Corpo Saudável

A verdadeira saúde manifesta-se quando há equilíbrio entre corpo, mente e espírito, refletindo diretamente a harmonia interior e a conexão profunda com nossa essência divina. Cada pensamento, emoção e crença molda o funcionamento do corpo físico, influenciando nosso bem-estar de maneira significativa. Quando mantemos sentimentos positivos e cultivamos pensamentos construtivos, fortalecemos a nossa energia vital, criando condições favoráveis para o equilíbrio físico e emocional. A busca por saúde plena exige um alinhamento consciente entre nossas atitudes internas e a forma como interagimos com o mundo, permitindo que o corpo responda com vitalidade e resistência. Esse estado de harmonia não depende apenas da ausência de doenças, mas de uma integração saudável de nossos aspectos físicos, mentais e emocionais.

Esse equilíbrio começa com o reconhecimento de que somos responsáveis pelo nosso próprio bem-estar. Ao perceber como pensamentos negativos, estresse e emoções reprimidas podem afetar diretamente a saúde física, torna-se essencial cultivar práticas que favoreçam a limpeza emocional e mental. A liberação de crenças limitantes e memórias dolorosas abre espaço para uma renovação energética que repercute positivamente no corpo. Assim, ao nutrir a mente com pensamentos positivos e estabelecer uma conexão constante com nossa essência, fortalecemos o sistema imunológico, equilibramos nossas emoções e promovemos a regeneração natural do corpo. Esse processo contínuo de autocuidado e responsabilidade pessoal cria uma base sólida para uma saúde integral e duradoura.

Cuidar do corpo com hábitos saudáveis, respeitar os limites pessoais e valorizar momentos de descanso são pilares fundamentais para sustentar esse estado de equilíbrio. Alimentação equilibrada, prática de exercícios físicos, sono de qualidade e momentos de relaxamento contribuem para o fortalecimento físico e mental. Ao integrar práticas de autocura e autoconhecimento, desenvolvemos resiliência diante dos desafios, prevenimos desequilíbrios e cultivamos uma saúde vibrante. Essa abordagem holística nos conduz a uma vida mais plena, onde corpo, mente e espírito coexistem em perfeita harmonia, refletindo uma existência saudável e realizada.

Corpo e mente formam um sistema profundamente interligado, onde cada pensamento, emoção e crença repercute diretamente na saúde física. O estresse, a ansiedade, o medo e o ressentimento são emoções que, quando não processadas, criam desequilíbrios energéticos, manifestando-se em desconfortos, doenças e desgaste físico. Muitas vezes, esses sentimentos acumulados refletem padrões emocionais antigos ou crenças limitantes que bloqueiam o fluxo natural de bem-estar. Assim, compreender essa conexão é essencial para cultivar uma saúde integral.

O Ho'oponopono surge como uma prática transformadora nesse processo de cura, pois nos convida a olhar para dentro e identificar as memórias e crenças que causam desarmonia. Ao repetir as frases "Sinto muito. Me perdoe. Te amo. Sou grato.", iniciamos uma jornada de limpeza interior, dissolvendo os registros emocionais negativos que alimentam desequilíbrios físicos e emocionais. Essa prática simples, mas poderosa, permite que a energia vital flua livremente, promovendo não apenas a saúde física, mas também o equilíbrio emocional e mental. A harmonia interior, portanto, é restaurada, refletindo-se diretamente na vitalidade do corpo.

Assumir a responsabilidade pela própria saúde é um passo fundamental nesse caminho. Quando reconhecemos que nossos pensamentos e emoções influenciam diretamente o funcionamento do corpo, passamos a ter mais consciência sobre como nutrir nossa mente e espírito. Essa responsabilidade não significa culpa, mas sim o poder de escolher como lidar com as experiências e emoções que vivemos. Essa consciência nos permite tomar decisões mais alinhadas com o autocuidado, favorecendo a regeneração natural do corpo e a estabilidade emocional.

Dentro desse processo de cura, a prática da limpeza de memórias com o Ho'oponopono desempenha um papel essencial. Direcionar as quatro frases para memórias relacionadas a doenças, traumas físicos ou crenças negativas sobre a saúde cria um ambiente propício para a cura. Ao liberar essas energias densas, permitimos que nosso corpo ative sua capacidade natural de regeneração. Esse movimento interno não só alivia sintomas físicos, mas também dissolve padrões emocionais que poderiam desencadear novos desequilíbrios.

A visualização é uma prática complementar que potencializa esse processo de cura. Imaginar-se com saúde plena e vitalidade, sentindo cada célula do corpo sendo banhada por uma luz curativa, reforça a conexão entre mente e corpo. Visualizar o corpo funcionando em perfeita harmonia fortalece a confiança na própria capacidade de se curar. Essa técnica, aliada à repetição das frases do Ho'oponopono, atua diretamente no subconsciente, reprogramando crenças limitantes e promovendo bem-estar.

As afirmações positivas também desempenham um papel fundamental na construção de uma saúde sólida. Frases como "Eu sou saudável e vibrante", "Meu corpo se cura e se regenera a cada dia" e "Eu tenho energia e disposição para viver plenamente" ajudam a reprogramar o subconsciente. Ao repetir essas afirmações com sinceridade, cultivamos uma mentalidade que favorece o equilíbrio físico e emocional. Esse processo contínuo de fortalecimento interno reflete-se no aumento da disposição, da vitalidade e da resistência física.

A gratidão pelo corpo e pela saúde é outro pilar essencial nessa jornada. Quando reconhecemos e agradecemos pelo funcionamento do nosso corpo, mesmo diante de desafios, enviamos uma mensagem de amor e valorização para cada célula. A gratidão tem o poder de fortalecer o sistema imunológico e de criar um ambiente interno favorável à cura. Esse sentimento sincero de apreciação por nosso corpo nos conecta com a energia da abundância e do bem-estar.

Entretanto, para que essa harmonia se mantenha, é necessário adotar hábitos de vida saudáveis. Uma alimentação equilibrada, rica em nutrientes, aliada à prática regular de exercícios físicos, ao sono de qualidade e ao contato com a natureza, cria uma base sólida para o equilíbrio do corpo e da mente. Esses cuidados físicos são complementados pelo autocuidado emocional, que inclui momentos de relaxamento, meditação e práticas que proporcionem prazer e bem-estar. O autocuidado é uma expressão de amor próprio que nutre todos os aspectos do ser.

O Ho'oponopono também pode ser utilizado como uma ferramenta complementar no tratamento de doenças físicas e emocionais. Ao limpar memórias e crenças relacionadas a enfermidades, abrimos espaço para que a cura se manifeste em níveis profundos. Embora não substitua tratamentos médicos convencionais, essa prática potencializa os processos de cura ao agir diretamente nas causas emocionais e energéticas das doenças. A integração entre cuidados médicos e práticas de autocura amplia as possibilidades de recuperação e equilíbrio.

A saúde mental, tão importante quanto a saúde física, também se beneficia enormemente do Ho'oponopono. Problemas como estresse, ansiedade e depressão muitas vezes têm raízes em memórias dolorosas e crenças distorcidas sobre nós mesmos. Ao limpar essas memórias, cultivamos paz interior, equilíbrio emocional e serenidade. Esse processo fortalece a resiliência diante dos desafios, permitindo que lidemos com as emoções de forma mais saudável e construtiva.

Buscar a saúde integral é, portanto, cultivar um estado de harmonia entre corpo, mente e espírito. Esse equilíbrio nos convida a cuidar de todos os aspectos do nosso ser, nutrindo a conexão com nossa essência divina. A verdadeira cura acontece quando reconhecemos essa integração e passamos a agir em alinhamento com ela. Assim, cada pensamento positivo, cada emoção acolhida e cada gesto de autocuidado contribuem para a construção de uma saúde vibrante e sustentável.

Quando compreendemos que a cura começa no interior, cada passo em direção ao autoconhecimento e ao autocuidado ganha um novo significado. Práticas como o Ho'oponopono não apenas aliviam dores físicas e emocionais, mas também nos guiam em uma jornada profunda de reconciliação com nós mesmos. Essa limpeza constante permite que a energia vital circule livremente, nutrindo o corpo, equilibrando a mente e elevando o espírito. Cada gesto de amor próprio, por menor que seja, torna-se um elo poderoso na construção de uma saúde integral.

Integrar essas práticas na rotina diária é estar atento aos sinais do corpo e às emoções que surgem, acolhendo-os com compaixão e compreensão. Pequenas mudanças, como reservar momentos para silenciar a mente, alimentar-se de forma consciente ou praticar exercícios regulares, tornam-se grandes passos em direção ao equilíbrio. A partir dessa perspectiva, a saúde passa a ser vista não apenas como ausência de doenças, mas como um reflexo direto da harmonia entre nossos mundos interno e externo.

Trilhar esse caminho de equilíbrio e autocura nos desperta para a compreensão de que somos cocriadores da nossa própria realidade. Esse entendimento nos inspira a respeitar o corpo, alimentar a mente com pensamentos construtivos e nutrir o espírito com amor. Assim, alcançamos um estado de plenitude onde a saúde floresce naturalmente, guiando-nos para uma vida mais leve, equilibrada e profundamente conectada com quem realmente somos.

Quando compreendemos que a verdadeira cura nasce do interior, passamos a valorizar cada passo dado em direção ao autoconhecimento e ao autocuidado. Práticas como o Ho'oponopono não apenas aliviam dores emocionais e físicas, mas também nos conduzem a uma jornada profunda de reconciliação com nós mesmos. Esse processo de limpeza e renovação permite que a energia vital flua livremente, promovendo não só a recuperação do corpo, mas também o fortalecimento da mente e do espírito. Assim, cada gesto de amor próprio se transforma em um elo essencial na construção de uma saúde integral e duradoura.

Integrar essas práticas no cotidiano significa estar atento aos sinais do corpo e às emoções que emergem, acolhendo-os com compaixão e entendimento. Pequenas mudanças, como reservar momentos para meditar, alimentar-se de forma consciente e cultivar pensamentos positivos, tornam-se poderosos instrumentos de transformação. A partir dessa nova perspectiva, a saúde deixa de ser vista apenas como ausência de doenças e passa a ser reconhecida como um reflexo direto da harmonia entre nossos mundos interno e externo.

Ao trilhar esse caminho de equilíbrio e autocura, despertamos para a consciência de que somos cocriadores da nossa própria realidade. Essa compreensão nos inspira a cuidar do corpo com respeito, alimentar a mente com sabedoria e nutrir o espírito com amor. Assim, alcançamos um estado de plenitude onde a saúde floresce naturalmente, guiando-nos para uma vida mais leve, equilibrada e profundamente conectada com a nossa essência.

Capítulo 14
Fluxo Interior

A criatividade é uma energia inerente a todos os seres humanos, um fluxo natural que surge da conexão profunda com a própria essência. Ela se manifesta em múltiplas formas, seja na arte, na música, na ciência, na resolução de problemas ou na criação de ideias inovadoras. Essa força criativa não depende de talentos excepcionais, mas da capacidade de acessar e permitir que essa energia flua livremente. Quando alinhamos nossos pensamentos e emoções com essa força interior, nos tornamos capazes de transformar ideias em realidade, encontrando soluções originais e expressando nossa individualidade de maneira autêntica.

No processo de desenvolvimento criativo, é comum que obstáculos emocionais e mentais surjam, limitando a expressão plena desse potencial. Crenças negativas, medos e inseguranças são barreiras que restringem o fluxo criativo e afastam a conexão com a inspiração genuína. Ao reconhecer esses bloqueios como memórias e padrões acumulados, é possível iniciar um processo de limpeza e liberação, permitindo que a criatividade se manifeste de forma espontânea e sem limitações. Assim, o caminho se abre para uma expressão mais livre, leve e conectada com a essência interior.

Ao cultivar um estado de presença e abertura, a mente se torna mais receptiva a novas ideias e perspectivas. Esse estado favorece a intuição, que surge como um guia natural para a criação e inovação. A partir dessa conexão autêntica, a criatividade passa a ser um canal de expressão da essência verdadeira, impulsionando ações que refletem equilíbrio, harmonia e propósito. A fluidez criativa não é apenas uma habilidade, mas uma expressão natural do ser, capaz de transformar a maneira como nos relacionamos com o mundo e com nós mesmos.

A criatividade é uma expressão natural e ilimitada da essência humana, uma energia vital que flui quando estamos em harmonia com nosso interior. Ela não está restrita a habilidades artísticas ou talentos extraordinários, mas se manifesta de inúmeras formas no cotidiano — seja na arte, na ciência, na solução de problemas ou na criação de novas ideias. Essa força criativa emerge de maneira espontânea quando nos permitimos acessar nossa sabedoria interna e confiamos na intuição. No entanto, muitos de nós bloqueiam esse fluxo criativo devido a crenças limitantes, medos e inseguranças, que funcionam como barreiras invisíveis, impedindo a livre manifestação do nosso potencial criativo.

O Ho'oponopono oferece um caminho para desbloquear essa energia criativa. Essa prática havaiana de reconciliação e limpeza emocional ensina que memórias e crenças armazenadas no subconsciente podem ser limpas, permitindo que a criatividade flua sem impedimentos. As quatro frases — "Sinto muito. Me perdoe. Te amo. Sou grato." — funcionam como um processo de purificação interna. Ao direcionar essas palavras para memórias de críticas, rejeições ou medos relacionados à expressão criativa, dissolvemos as resistências internas e abrimos espaço para que novas ideias surjam com leveza e autenticidade. Essa prática contínua não apenas remove bloqueios, mas também fortalece a conexão com a intuição, uma fonte poderosa de inspiração.

Conectar-se com a intuição é essencial para acessar o fluxo criativo. A intuição, muitas vezes silenciada pelo excesso de racionalidade ou pelo medo de errar, é a voz da sabedoria interior, capaz de guiar nossas criações com clareza e propósito. Para ouvi-la, é preciso silenciar a mente, desacelerar e permitir-se estar presente. Esse estado de presença favorece a percepção de novas ideias e perspectivas, tornando o processo criativo mais fluido e espontâneo. Quando confiamos nessa voz interna, somos guiados para caminhos de inovação e expressão genuína.

A visualização é outra ferramenta poderosa para estimular a criatividade. Ao imaginar-se criando com liberdade e alegria, visualizando projetos sendo concluídos ou ideias sendo desenvolvidas, fortalecemos o vínculo entre mente e ação. Visualizar a realização de criações artísticas, soluções inovadoras ou novas possibilidades reforça a confiança em nossa capacidade criativa. Essa prática envia sinais claros ao subconsciente de que estamos prontos para transformar ideias em realidade, tornando o processo criativo mais acessível e natural.

Afirmações positivas complementam esse processo de desbloqueio. Frases como "Eu sou criativo e inspirado", "A criatividade flui livremente através de mim" e "Eu expresso minhas ideias com confiança" atuam como comandos que reprogramam o subconsciente. A repetição constante dessas afirmações dissolve crenças negativas e fortalece a convicção de que somos plenamente capazes de criar. Esse diálogo interno positivo constrói uma base sólida para que a criatividade floresça sem restrições.

Além das práticas mentais e emocionais, a experimentação é fundamental para liberar o fluxo criativo. Permitir-se explorar diferentes técnicas, materiais e formas de expressão é um convite ao novo e ao desconhecido. Essa abertura à experimentação reduz o medo de falhar e estimula a descoberta de novos caminhos. Muitas vezes, a criatividade surge justamente quando nos afastamos da busca por perfeição e nos entregamos ao processo com leveza e curiosidade.

A natureza também é uma fonte inesgotável de inspiração. Observar a harmonia, a diversidade e a simplicidade dos ciclos naturais desperta insights criativos e renova a mente. Caminhadas ao ar livre, contemplação de paisagens ou simplesmente ouvir o som da água e dos ventos são formas de reconectar-se com o fluxo natural da vida, trazendo clareza e novas ideias. A conexão com a natureza acalma a mente e abre espaço para que a criatividade se manifeste de maneira espontânea.

Cultivar a curiosidade é igualmente essencial para alimentar o processo criativo. Estar aberto a novas experiências, conhecimentos e perspectivas amplia o repertório interno e estimula a mente a buscar soluções fora do convencional. A curiosidade nos impulsiona a questionar, explorar e reinventar, características fundamentais para a inovação e a criação. Esse olhar curioso para o mundo ao nosso redor nos convida a enxergar possibilidades onde antes víamos limitações.

Quando removemos os bloqueios internos e nos reconectamos com a intuição, a criatividade passa a fluir como um rio livre de obstáculos. O Ho'oponopono facilita esse processo de limpeza, criando um espaço interno limpo e receptivo para novas ideias. Esse estado de abertura nos permite não apenas criar, mas também transformar a forma como vivemos e nos relacionamos com o mundo. A criatividade deixa de ser uma habilidade ocasional e passa a ser uma força constante de renovação e evolução.

Incorporar a criatividade no cotidiano é um exercício contínuo de autoconhecimento e expressão. Desde as pequenas decisões diárias até grandes projetos, a criatividade pode ser aplicada em diversas áreas da vida — no trabalho, nos relacionamentos, na resolução de problemas e no desenvolvimento pessoal. Essa integração torna o viver mais autêntico e significativo, pois cada ação passa a refletir nossa essência verdadeira.

Quando nos entregamos ao fluxo criativo, nos abrimos para uma jornada de autodescoberta. Cada ideia materializada, cada criação concluída é uma extensão de quem somos, um reflexo da nossa verdade interior. Esse processo não apenas amplia nossas possibilidades, mas também nos convida a reinventar caminhos e a manifestar nossa singularidade de maneira genuína. A criatividade se torna, assim, uma ponte entre nosso mundo interior e a realidade externa, permitindo que contribuamos de forma significativa com o mundo ao nosso redor.

Ao integrar práticas como o Ho'oponopono, a visualização e as afirmações positivas, criamos um ambiente interno favorável ao despertar criativo. Esse ambiente nos fortalece emocionalmente, permitindo que enfrentemos desafios com leveza e confiança. A mente se expande, novas ideias emergem e soluções inovadoras surgem com naturalidade. Esse movimento nos inspira a explorar territórios desconhecidos e a transformar desafios em oportunidades, despertando um potencial criativo ilimitado.

Desse modo, a criatividade se consolida como um elo poderoso entre nosso ser e o mundo. Ela nos impulsiona a viver com propósito, a criar com intenção e a expressar nossa verdade de forma autêntica. Ao nutrir esse fluxo interior, não apenas damos vida às nossas ideias, mas também nos tornamos agentes de mudança. Somos capazes de inspirar outras pessoas a também explorarem sua criatividade, criando um ciclo contínuo de inovação e transformação.

Assim, a criatividade se revela não como um recurso esporádico, mas como uma força constante que nos guia em direção a uma vida mais rica, significativa e alinhada com a nossa essência. Quando nos permitimos fluir com essa energia criativa, abrimos portas para possibilidades infinitas e para a realização de nossos sonhos mais autênticos.

Quando permitimos que a criatividade flua sem barreiras, abrimos caminho para uma jornada de autodescoberta e transformação. Cada ideia concebida e cada expressão autêntica refletem não apenas nossa individualidade, mas também a conexão com algo maior, que transcende limites e padrões. Esse fluxo contínuo de criação nos convida a explorar novas possibilidades, a reinventar caminhos e a manifestar nossa essência em tudo o que fazemos. Assim, a criatividade deixa de ser um recurso esporádico e se torna uma força constante de renovação e evolução.

Ao integrar práticas de limpeza emocional, como o Ho'oponopono, e cultivar estados de presença e curiosidade, aprendemos a lidar com os desafios criativos de forma mais leve e confiante. A mente se expande, abrindo espaço para ideias inovadoras e soluções que antes pareciam inalcançáveis. Esse processo nos fortalece internamente e nos inspira a explorar novos territórios, despertando um potencial criativo ilimitado que transforma nossa relação com o mundo e com nós mesmos.

Dessa forma, a criatividade se estabelece como uma ponte entre o nosso interior e a realidade ao nosso redor. Ela nos impulsiona a viver com propósito, a construir com significado e a expressar nossa verdade de maneira genuína. Ao nutrir esse fluxo interior, não apenas damos vida às nossas ideias, mas também nos tornamos agentes de mudança, capazes de transformar desafios em oportunidades e de inspirar outros a seguirem o mesmo caminho de expressão autêntica e realização plena.

Capítulo 15
Heranças do Passado

A ancestralidade integra-se de forma profunda em nossa existência, moldando quem somos por meio das histórias, tradições e memórias transmitidas por nossos antepassados. Cada experiência vivida por gerações anteriores reflete-se em nossos comportamentos, crenças e decisões diárias, influenciando silenciosamente a maneira como conduzimos nossas vidas. Essa conexão invisível não se limita aos legados positivos, mas também envolve padrões disfuncionais, dores não resolvidas e crenças limitantes que continuam a se manifestar ao longo do tempo. Reconhecer e compreender essa influência é essencial para promover a cura interior e liberar o potencial de viver com mais leveza e autenticidade. O Ho'oponopono surge como um caminho eficaz para acessar essas memórias herdadas, permitindo a limpeza emocional e espiritual que reverbera por toda a linhagem familiar.

Ao assumir a responsabilidade por esses padrões transmitidos, mesmo aqueles que não compreendemos completamente, criamos a oportunidade de romper ciclos repetitivos e transformar a nossa realidade. A prática do Ho'oponopono, com suas palavras de arrependimento, perdão, amor e gratidão, oferece uma abordagem compassiva para lidar com a ancestralidade, reconhecendo que as escolhas e atitudes dos nossos antepassados foram moldadas pelas circunstâncias de suas épocas. Esse processo não busca julgar ou justificar o passado, mas sim acolhê-lo com compreensão e promover a cura necessária para seguir em frente. Libertar-se dessas memórias limitantes permite abrir espaço para uma nova perspectiva de vida, mais alinhada com o bem-estar, a harmonia e o crescimento pessoal.

Ao integrar essa prática de perdão e reconciliação em nossa jornada, não apenas transformamos nossa própria experiência, mas também impactamos positivamente nossos familiares e as gerações futuras. O Ho'oponopono torna-se uma ponte entre passado, presente e futuro, incentivando-nos a honrar o legado recebido, enquanto escolhemos conscientemente construir um caminho mais saudável e equilibrado. Esse movimento de cura ancestral fortalece nossa conexão com as raízes familiares e nos capacita a criar um ambiente onde a abundância, o amor e a paz possam florescer de forma genuína e duradoura.

As experiências, crenças e emoções vividas por nossos antepassados moldam, de maneira sutil e profunda, a forma como conduzimos nossas vidas. Heranças emocionais e comportamentais são transmitidas por meio de histórias não contadas, padrões familiares repetitivos e comportamentos inconscientes que influenciam nossas escolhas. Muitas dessas influências são invisíveis, pois estão enraizadas em memórias emocionais que atravessam gerações, criando ciclos de repetição de traumas, crenças limitantes e dificuldades que parecem se perpetuar. Compreender essa ligação ancestral é essencial para que possamos identificar e transformar os padrões que nos impedem de viver de forma plena.

O Ho'oponopono se apresenta como uma prática eficaz para acessar e limpar essas memórias herdadas. Ele nos convida a assumir responsabilidade não apenas pelos nossos próprios pensamentos e ações, mas também pelas memórias familiares que carregamos inconscientemente. A prática das quatro frases — "Sinto muito. Me perdoe. Te amo. Sou grato." — atua como um bálsamo sobre essas feridas ancestrais, promovendo a cura emocional e espiritual que reverbera por toda a nossa linhagem. Esse processo não busca justificar ou apagar o passado, mas acolhê-lo com compaixão, compreendendo que nossos antepassados fizeram o melhor que podiam dentro das circunstâncias de suas épocas.

Perdoar o passado ancestral é um ato de profunda libertação. Não significa negar ou minimizar as dores e desafios vividos pelas gerações anteriores, mas reconhecer que, assim como nós, eles também foram influenciados por seus próprios contextos e limitações. Quando direcionamos as palavras do Ho'oponopono aos nossos ancestrais, reconhecemos essas dores e, ao mesmo tempo, abrimos espaço para a cura. Esse gesto de amor e compreensão dissolve amarras invisíveis, permitindo que padrões repetitivos sejam interrompidos e que novas possibilidades floresçam em nossas vidas.

Ao reconhecer os padrões herdados, como dificuldades financeiras, relacionamentos disfuncionais ou crenças autolimitantes, podemos iniciar o processo de transformação. O Ho'oponopono nos convida a observar esses ciclos com atenção e direcionar a prática de limpeza para esses aspectos. Essa liberação cria um espaço interno para escolhas mais conscientes e alinhadas com nossos desejos e propósitos. Assim, deixamos de ser reféns de uma história repetitiva e passamos a ser autores de nossa própria narrativa.

Honrar o legado ancestral é parte fundamental desse processo. Reconhecer a força, a resiliência e a sabedoria dos nossos antepassados não apaga suas falhas, mas amplia nossa compreensão sobre quem somos. Podemos cultivar essa honra através da preservação de tradições familiares, da valorização das histórias que nos foram contadas e da gratidão pela trajetória que nos trouxe até aqui. Esse reconhecimento não só fortalece nossa identidade, mas também constrói uma base sólida para que possamos avançar com mais confiança e equilíbrio.

Curar a árvore genealógica é um ato que transcende o individual. Ao limparmos memórias e padrões limitantes, promovemos a cura não apenas para nós, mas para toda a nossa linhagem, impactando também as gerações futuras. Romper com ciclos negativos significa oferecer aos nossos descendentes um legado mais leve e harmonioso. Esse processo de cura é um presente que ecoa no tempo, permitindo que o amor, a sabedoria e a prosperidade fluam livremente através das gerações.

Essa jornada de reconciliação com o passado ancestral reforça a consciência de que somos elos vivos em uma corrente que atravessa o tempo. Cada ato de cura e perdão que realizamos reverbera silenciosamente, impactando positivamente não só nossa vida, mas também as vidas daqueles que vieram antes e daqueles que ainda virão. Ao nos libertarmos das dores herdadas, permitimos que a nossa linhagem siga em direção a um caminho de mais amor, equilíbrio e abundância.

Integrar essa prática em nossa vida cotidiana é um exercício de presença e responsabilidade. Observar como determinados comportamentos ou emoções recorrentes podem estar ligados a memórias familiares é o primeiro passo para a cura. A cada reconhecimento, podemos aplicar o Ho'oponopono, trazendo leveza e compaixão para essas experiências. Essa prática constante nos permite desfazer nós emocionais e reconstruir nossos caminhos de forma mais consciente.

Esse movimento de cura também nos aproxima de uma compreensão mais profunda sobre a natureza da compaixão. Quando olhamos para o passado com empatia, percebemos que, assim como nós, nossos antepassados enfrentaram desafios e tomaram decisões baseados em suas próprias limitações e contextos. Esse entendimento nos liberta do peso do julgamento e nos convida a trilhar um caminho de compreensão e aceitação, tanto em relação ao passado quanto ao presente.

Ao nos libertarmos dessas heranças emocionais, passamos a construir uma vida mais autêntica e leve. A ausência dos padrões repetitivos permite que novas escolhas sejam feitas a partir de um lugar de clareza e alinhamento com a nossa essência. Assim, nossos relacionamentos se tornam mais saudáveis, nossas decisões mais conscientes e nosso caminho mais alinhado com nossos verdadeiros valores.

Esse processo também nos inspira a criar um legado positivo. Ao curar as feridas do passado, deixamos um rastro de amor, sabedoria e liberdade para aqueles que seguirão após nós. Nossos descendentes herdarão não apenas histórias, mas também a força de uma linhagem que escolheu romper com padrões de dor e construir uma base sólida de amor e compreensão. Esse é o verdadeiro poder da cura ancestral: transformar não só o presente, mas moldar um futuro mais leve e próspero.

Permitir-se honrar e curar o passado é um ato de coragem e amor. Escolher esse caminho é reconhecer que cada passo de cura fortalece nossa jornada e enriquece o mundo ao nosso redor. Assim, a herança que deixamos passa a ser marcada por equilíbrio, compaixão e autenticidade. Somos convidados a viver com mais consciência, libertos dos fardos que não nos pertencem mais, e a oferecer ao mundo a nossa melhor versão.

Dessa forma, ao integrar o Ho'oponopono como ferramenta de cura ancestral, acessamos um estado de profundo equilíbrio e conexão com nossas raízes. Essa prática nos permite transformar a dor em sabedoria, o peso em leveza e a repetição em liberdade. Somos, então, capazes de construir uma vida em harmonia com nossa essência e deixar um legado de amor e consciência para as gerações que estão por vir.

Ao nos libertarmos dos pesos herdados e das memórias limitantes, criamos espaço para que novas possibilidades floresçam em nossa vida e na de nossos descendentes. Esse processo de cura não apenas dissolve padrões repetitivos, mas também fortalece nossa identidade e nos reconecta com a sabedoria ancestral de forma mais leve e consciente. Assim, tornamo-nos livres para construir um futuro pautado pelo equilíbrio, pela abundância e por relações mais saudáveis, onde o passado não mais dita nosso caminho, mas inspira escolhas mais alinhadas com nossa verdadeira essência.

Essa jornada de reconciliação com a ancestralidade nos lembra que somos elos vivos de uma corrente que atravessa o tempo. Cada ato de perdão e amor dedicado aos nossos antepassados reverbera silenciosamente em todas as direções, tocando gerações passadas e futuras. Ao curar nossa história, não apenas nos libertamos, mas também oferecemos um legado mais puro e harmonioso para aqueles que virão. Essa transformação se reflete em novas formas de pensar, sentir e agir, criando raízes sólidas para o florescimento de uma existência mais plena.

Permitir-se curar e honrar o passado é um gesto de coragem e amor. Ao escolhermos esse caminho, não estamos apenas encerrando ciclos de dor, mas abrindo portas para experiências mais autênticas e significativas. Somos convidados a viver com mais compaixão e consciência, reconhecendo que cada passo de cura e libertação fortalece a nossa jornada e enriquece o mundo ao nosso redor. Assim, a herança que deixamos passa a ser marcada por amor, sabedoria e liberdade, guiando-nos para um futuro verdadeiramente renovado.

Capítulo 16
Ho'oponopono para Crianças

O Ho'oponopono se apresenta como uma ferramenta essencial para apoiar o desenvolvimento emocional e espiritual das crianças, proporcionando-lhes recursos para lidar com sentimentos e desafios desde cedo. Ao serem introduzidas a essa prática, elas aprendem a reconhecer e compreender suas emoções, cultivando responsabilidade por seus pensamentos e atitudes. Essa abordagem favorece a construção de uma base sólida para o autoconhecimento e a empatia, permitindo que as crianças desenvolvam relacionamentos mais harmoniosos e lidem de forma positiva com situações adversas. A simplicidade e profundidade do Ho'oponopono tornam essa filosofia acessível e transformadora, despertando nas crianças a capacidade de promover a própria cura e de impactar o ambiente ao seu redor de maneira positiva.

Integrar o Ho'oponopono na rotina das crianças estimula a consciência de que cada ação e pensamento tem impacto em suas vidas e no mundo. A prática das frases "Sinto muito, me perdoe, eu te amo, sou grato(a)" ensina valores fundamentais como o perdão, a gratidão e o amor-próprio, elementos que fortalecem a autoestima e incentivam atitudes compassivas. Ao aprenderem a assumir a responsabilidade por suas emoções e a transformar sentimentos negativos, as crianças desenvolvem habilidades para enfrentar conflitos com maturidade e equilíbrio, construindo uma base emocional saudável que as acompanhará ao longo da vida.

Esse processo de aprendizado não apenas beneficia o crescimento individual, mas também contribui para um ambiente familiar e social mais harmônico. Crianças que praticam o Ho'oponopono tornam-se exemplos de empatia, respeito e cooperação, influenciando positivamente aqueles ao seu redor. Dessa forma, a introdução dessa prática na infância não só favorece o bem-estar emocional das crianças, mas também promove uma cultura de paz e compreensão, formando indivíduos mais conscientes e preparados para construir um futuro melhor.

As crianças, por natureza, são espíritos receptivos, com corações ainda livres de muitos condicionamentos e crenças limitantes. Essa pureza interior faz com que absorvam novos ensinamentos com facilidade e naturalidade. Nesse contexto, o Ho'oponopono surge como uma prática especialmente acessível para os pequenos, pois sua simplicidade e profundidade podem ser apresentadas de maneira lúdica e criativa. Quando conduzidas por histórias envolventes ou atividades que estimulam a imaginação, as crianças despertam para a consciência de que são seres poderosos, plenamente capazes de transformar a si mesmas e o mundo ao seu redor. Essa descoberta fortalece a ideia de que cada pensamento, sentimento e ação influencia diretamente a realidade que vivenciam.

Para tornar o Ho'oponopono verdadeiramente significativo para as crianças, é essencial adaptar a linguagem e os conceitos à sua compreensão. A introdução dessa filosofia deve ser feita de maneira leve e divertida, utilizando recursos que estimulem o interesse natural dos pequenos. Histórias encantadoras, brincadeiras envolventes, desenhos coloridos e músicas cativantes são ferramentas eficazes para transmitir os princípios dessa prática. Ao explorar esses recursos, as crianças conseguem assimilar com mais facilidade a importância de assumir responsabilidade por seus pensamentos e emoções, aprendendo a identificar e a transformar sentimentos de tristeza, raiva ou medo.

A linguagem simples é fundamental nesse processo. Explicar os princípios do Ho'oponopono de forma clara, com palavras que as crianças compreendam, facilita o entendimento. Falar sobre como pensamentos e emoções influenciam suas ações e como é possível "limpar" memórias que causam desconforto cria um espaço seguro para reflexão. Por exemplo, ao descrever as memórias dolorosas como "pequenos monstrinhos" que vivem escondidos na mente, torna-se mais fácil para a criança compreender que esses sentimentos podem ser acolhidos com amor e gratidão, transformando-se em "amigos" que não causam mais dor.

As histórias e metáforas desempenham papel crucial nesse aprendizado. Narrativas que apresentam personagens enfrentando desafios emocionais e superando-os com a prática do Ho'oponopono ajudam as crianças a visualizar como essa ferramenta pode ser aplicada em suas próprias vidas. Um exemplo seria contar a história de um personagem que sente medo ao dormir sozinho, mas aprende a conversar com seus pensamentos e emoções por meio das frases "Sinto muito, me perdoe, eu te amo, sou grato(a)", transformando o medo em coragem e tranquilidade. Essas histórias não apenas entretêm, mas também oferecem exemplos práticos de como lidar com sentimentos difíceis.

As brincadeiras também são recursos poderosos para fixar esses ensinamentos. Jogos que estimulam a repetição das frases do Ho'oponopono, como a brincadeira do "espelho", onde a criança se olha nos próprios olhos enquanto diz as frases, ajudam a internalizar os conceitos de amor-próprio e perdão. Outra atividade lúdica pode ser a brincadeira de "limpar a casa", onde as crianças imaginam que estão removendo poeiras invisíveis de um cômodo, simbolizando a limpeza de pensamentos e sentimentos negativos. Esse tipo de atividade torna o processo de autoconhecimento leve e prazeroso.

Os desenhos e pinturas também desempenham papel essencial na expressão emocional. Incentivar a criança a desenhar situações que a deixaram triste ou com raiva e, em seguida, utilizar as frases do Ho'oponopono para "limpar" esses sentimentos promove a liberação emocional de forma criativa. As cores vibrantes e os traços livres permitem que os pequenos expressem suas emoções de maneira não verbal, facilitando a compreensão e a aceitação dessas experiências. Após esse processo, eles podem redesenhar a cena com elementos que simbolizem amor e gratidão, reforçando a ideia de transformação emocional.

A música, por sua vez, oferece uma forma envolvente de reforçar os ensinamentos do Ho'oponopono. Canções que abordam temas como perdão, amor e gratidão capturam a atenção das crianças de forma natural. A musicalidade não só diverte como também ajuda a fixar os conceitos importantes de forma inconsciente. Cantar junto com as crianças cria um ambiente de conexão e alegria, enquanto mensagens positivas são internalizadas sem esforço.

Os benefícios dessa prática para o desenvolvimento infantil são amplos e profundos. No aspecto emocional, o Ho'oponopono ajuda as crianças a compreender e lidar com seus sentimentos de maneira saudável. Elas aprendem a identificar o que sentem, expressar-se com assertividade e respeitar as próprias emoções e as dos outros. Esse aprendizado contínuo contribui para o fortalecimento da autoestima, permitindo que reconheçam seu valor intrínseco e desenvolvam autoconfiança. Quando uma criança entende que pode cuidar de suas emoções e transformá-las, ela se sente mais segura e capaz diante dos desafios cotidianos.

Os relacionamentos interpessoais também se beneficiam com essa prática. O Ho'oponopono ensina às crianças a importância da empatia, do respeito e da cooperação. Essas qualidades são essenciais para construir relações harmoniosas com familiares, amigos e colegas. Ao compreender que suas ações impactam o outro, as crianças tornam-se mais sensíveis às necessidades e sentimentos daqueles que convivem com elas. Isso promove um ambiente de respeito mútuo, onde a comunicação é mais aberta e os conflitos são resolvidos de maneira pacífica.

Falando em conflitos, o Ho'oponopono oferece ferramentas eficazes para que as crianças aprendam a lidar com desentendimentos de forma madura. Elas passam a buscar soluções através do diálogo e da compreensão, evitando reações impulsivas ou agressivas. Essa habilidade de resolver conflitos de maneira serena é valiosa não só na infância, mas ao longo de toda a vida.

Outro aspecto fundamental que o Ho'oponopono desenvolve é a responsabilidade pessoal. As crianças começam a perceber que são responsáveis por seus pensamentos, sentimentos e ações, compreendendo que têm o poder de criar a própria realidade. Esse senso de responsabilidade fortalece a autonomia e incentiva atitudes mais conscientes e equilibradas, moldando indivíduos mais preparados para enfrentar desafios com resiliência.

Por fim, o cultivo da paz interior é um dos presentes mais valiosos que o Ho'oponopono oferece às crianças. A prática constante ajuda a acalmar a mente e o coração, proporcionando serenidade mesmo diante de situações estressantes. Essa tranquilidade interior se reflete em atitudes mais equilibradas, favorecendo a saúde emocional e o bem-estar geral.

Ao ensinar o Ho'oponopono às crianças, estamos contribuindo para formar uma geração de agentes de transformação. Esses pequenos, ao incorporarem a prática em suas rotinas, espalham sementes de harmonia e cura por onde passam. Compreendem que, ao cuidar de si mesmas, também influenciam positivamente o ambiente ao seu redor. Esse ciclo virtuoso gera impactos duradouros, promovendo uma cultura de paz, respeito e compaixão.

Portanto, ao semear o Ho'oponopono na infância, estamos não apenas apoiando o crescimento emocional das crianças, mas também colaborando para a construção de um mundo mais amoroso, consciente e pacífico. As crianças de hoje são as sementes do amanhã, e ao oferecer-lhes ferramentas para lidar com as emoções e promover o bem, estamos preparando-as para florescerem como adultos equilibrados, resilientes e comprometidos com um futuro melhor.

Ao incentivar a prática do Ho'oponopono desde a infância, abrimos espaço para que as crianças cresçam com uma compreensão mais profunda de si mesmas e do mundo ao seu redor. Essa conexão interior fortalece não apenas a forma como lidam com suas próprias emoções, mas também como interagem com o ambiente, promovendo atitudes mais conscientes e empáticas. Com essa base sólida, elas estarão mais preparadas para enfrentar os desafios da vida de maneira equilibrada e positiva, tornando-se adultos emocionalmente saudáveis e resilientes.

Além disso, o envolvimento das famílias nesse processo potencializa os benefícios do Ho'oponopono, criando lares mais harmoniosos e relações familiares mais sólidas. Quando pais e filhos compartilham momentos de reflexão e cura, fortalecem seus vínculos afetivos e constroem uma rede de apoio emocional que favorece o crescimento coletivo. Esse ambiente seguro e amoroso estimula a comunicação aberta e a resolução pacífica de conflitos, contribuindo para o bem-estar de todos.

Ao integrar o Ho'oponopono na formação emocional das crianças, estamos plantando sementes de amor, respeito e responsabilidade que florescerão ao longo de suas vidas. Essa prática simples, mas profundamente transformadora, tem o poder de moldar uma geração mais consciente, empática e preparada para transformar o mundo com gentileza e sabedoria. Assim, cada criança se torna uma luz de cura e equilíbrio, irradiando paz e compaixão por onde passa.

Capítulo 17
Harmonia e Cura na Relação

A convivência com animais de estimação representa uma experiência profunda de conexão emocional e energética, capaz de promover equilíbrio e bem-estar tanto para os humanos quanto para os próprios animais. Esses companheiros leais são fontes constantes de afeto, alegria e conforto, tornando-se parte essencial do ambiente familiar. No contexto do Ho'oponopono, essa relação vai além do cuidado físico, envolvendo uma troca energética que reflete nossos estados emocionais e padrões comportamentais. Assim, ao cuidarmos do nosso equilíbrio interno, influenciamos positivamente a saúde e o comportamento dos nossos animais, criando uma convivência mais harmoniosa e amorosa.

Os animais de estimação têm a sensibilidade de captar e refletir as emoções das pessoas com quem convivem, funcionando como verdadeiros espelhos emocionais. Muitas vezes, alterações em seu comportamento ou saúde podem sinalizar desequilíbrios no ambiente familiar ou nos sentimentos de seus tutores. Essa percepção nos convida a assumir a responsabilidade não apenas pelos cuidados físicos, mas também pelo ambiente emocional que proporcionamos.

Ao praticar o Ho'oponopono, direcionamos intenções de amor, perdão e gratidão que auxiliam na dissolução de memórias e energias negativas, criando um espaço mais leve e seguro para nossos animais.

Ao integrar o Ho'oponopono no dia a dia com nossos animais, fortalecemos laços de amor incondicional e respeito mútuo. A prática consciente de assumir responsabilidade pelas próprias emoções, aliada ao cuidado físico e emocional, contribui para a cura de desequilíbrios e reforça a harmonia do convívio. Esse caminho de conexão profunda não apenas favorece a saúde e felicidade dos animais, mas também nos ensina sobre empatia, paciência e a importância de viver o presente com leveza. Essa troca contínua de amor e cura enriquece a jornada compartilhada, transformando a convivência em uma experiência de crescimento e bem-estar para todos.

A convivência com animais de estimação transcende o simples cuidado físico e se revela como uma jornada de profunda conexão emocional e energética. Nossos companheiros de quatro patas, com sua presença silenciosa e acolhedora, têm a incrível capacidade de captar e refletir nossos estados emocionais mais sutis. Essa sensibilidade natural os torna verdadeiros espelhos da alma, revelando aspectos de nós mesmos que, muitas vezes, permanecem ocultos até que sejam refletidos em seus comportamentos ou em sua saúde. Situações de estresse, ansiedade ou desequilíbrios emocionais nos tutores podem, por exemplo, se manifestar em atitudes incomuns ou até em doenças nos animais, sinalizando a necessidade de atenção não apenas ao físico, mas também ao ambiente emocional compartilhado.

Ao integrar a prática do Ho'oponopono nesse relacionamento, abrimos caminho para uma cura profunda e mútua. Essa filosofia havaiana de reconciliação e perdão nos convida a olhar com mais responsabilidade para a realidade que co-criamos com nossos animais. Cada pensamento, emoção e ação influencia diretamente o ambiente em que vivemos e, consequentemente, impacta aqueles que compartilham esse espaço conosco. Quando utilizamos as palavras simples e poderosas do Ho'oponopono — "Sinto muito. Me perdoe. Eu te amo. Sou grato(a)." — direcionadas às memórias e emoções que geram desequilíbrios, estamos não apenas promovendo nossa própria cura, mas também contribuindo para o bem-estar dos nossos animais.

Esse processo de limpeza emocional começa com o reconhecimento de nossa responsabilidade. Não se trata de culpa, mas de compreender que temos o poder de transformar a energia que circula em nossa convivência. Ao assumir essa postura, podemos dissolver memórias de momentos difíceis, como frustrações, brigas ou impaciências direcionadas aos nossos animais. Com a prática constante, criamos um ambiente mais leve, seguro e amoroso, onde a harmonia floresce naturalmente. Essa mudança energética impacta diretamente a forma como os animais se comportam e se sentem, proporcionando-lhes um espaço de acolhimento e tranquilidade.

A comunicação intuitiva também desempenha um papel fundamental nesse processo. Os animais possuem uma forma de se comunicar que transcende as palavras. Seus olhares, gestos e comportamentos são expressões genuínas de suas necessidades e emoções. Quando nos permitimos observar atentamente e ouvir com o coração, desenvolvemos uma conexão mais profunda, capaz de captar essas mensagens sutis. O Ho'oponopono nos ajuda a silenciar o ruído mental e a estar verdadeiramente presentes, favorecendo esse diálogo silencioso e intuitivo com nossos animais.

Visualizar nossos companheiros saudáveis, felizes e em harmonia é uma poderosa ferramenta dentro dessa prática. Ao fechar os olhos e imaginar momentos de carinho, brincadeiras e paz, estamos, energeticamente, colaborando para criar essa realidade. Essa visualização, acompanhada das frases do Ho'oponopono, reforça a intenção de cura e equilíbrio, projetando amor e gratidão para cada interação que temos com nossos animais. Essa prática não só fortalece o vínculo, mas também atua como um bálsamo energético que suaviza tensões e promove bem-estar.

Expressar amor incondicional é, talvez, a lição mais preciosa que os animais nos ensinam diariamente. Eles nos aceitam como somos, sem julgamentos ou exigências. Ao retribuirmos esse amor de forma genuína, reconhecendo suas singularidades, respeitando seus limites e cuidando de suas necessidades físicas e emocionais, criamos um ciclo contínuo de afeto e cura. Esse amor, livre de condições, é um dos pilares do Ho'oponopono e se manifesta em gestos simples, mas profundamente significativos, como um olhar carinhoso, um afago ou um momento de brincadeira.

O cuidado físico, por sua vez, é uma extensão desse amor. Garantir alimentação adequada, exercícios, higiene e acompanhamento veterinário regular é uma forma concreta de demonstrar respeito e zelo. No entanto, esses cuidados ganham uma dimensão ainda mais profunda quando são realizados com plena atenção e presença. Cada momento de cuidado pode se transformar em uma oportunidade de conexão e cura, quando realizado com intenção amorosa e consciência. Assim, o Ho'oponopono nos convida a tornar cada interação uma expressão de cuidado integral, unindo corpo, mente e espírito.

Quando surgem problemas de saúde ou comportamentais, a prática do Ho'oponopono pode ser uma poderosa aliada ao tratamento médico. Limpar as memórias e emoções que possam estar contribuindo para o desequilíbrio do animal potencializa o processo de cura. No entanto, é fundamental lembrar que essa prática não substitui os cuidados veterinários, mas os complementa, atuando em níveis sutis e profundos. Esse cuidado integral favorece a recuperação e o bem-estar, promovendo harmonia em todas as dimensões da convivência.

A harmonia entre espécies se manifesta quando reconhecemos que os animais são seres sensíveis e conscientes, dotados de sabedoria própria. Eles nos ensinam diariamente sobre a importância do momento presente, da simplicidade e da aceitação. Praticar o Ho'oponopono com nossos animais é uma forma de honrar essa sabedoria e retribuir o amor incondicional que nos oferecem. Esse caminho de respeito mútuo nos conduz a uma convivência mais leve e equilibrada, onde cada gesto de cuidado e carinho se transforma em um elo de cura e conexão.

Esse processo de integração consciente nos leva a refletir sobre o impacto das nossas emoções e ações no ambiente ao nosso redor. Ao cuidar do bem-estar dos nossos animais, somos naturalmente convidados a cuidar de nós mesmos. Pequenos gestos de atenção, presença e amor tornam-se agentes poderosos de transformação, não apenas na relação com nossos animais, mas em todas as áreas da nossa vida. Esse ciclo de equilíbrio e bem-estar se expande, influenciando positivamente nossas relações familiares, sociais e até mesmo nosso vínculo com a natureza.

Assim, ao aprofundarmos essa conexão com responsabilidade e amor, criamos um espaço onde a harmonia e a cura podem florescer de forma natural e contínua. Os animais nos ensinam a paciência, a empatia e a beleza de viver com simplicidade. Ao reconhecermos esses ensinamentos e os aplicarmos em nosso cotidiano, não apenas enriquecemos a relação com nossos animais de estimação, mas também nos transformamos. Essa jornada de crescimento mútuo nos convida a viver com mais leveza, compaixão e gratidão, promovendo um ambiente de paz e amor que beneficia a todos os seres.A relação com nossos animais de estimação nos ensina sobre o amor incondicional, a lealdade, a alegria de viver o momento presente e a importância da conexão com a natureza. O

Ho'oponopono nos convida a honrar essa conexão entre espécies, reconhecendo a sabedoria e o amor que os animais trazem para as nossas vidas.

Ao praticarmos o Ho'oponopono com nossos animais de estimação, abrimos um canal de cura mútua que transcende palavras e se manifesta em gestos de carinho, presença e cuidado. Esse vínculo nos ensina a respeitar o tempo e as necessidades de cada ser, desenvolvendo em nós uma escuta mais atenta e um olhar mais compassivo. A harmonia resultante dessa prática não só fortalece a saúde emocional e física dos animais, mas também nos permite experimentar uma convivência mais leve e equilibrada, onde o amor flui de maneira natural e constante.

Essa integração consciente também nos conduz a uma percepção mais ampla sobre o impacto das nossas ações no ambiente em que vivemos. Cuidar do bem-estar dos nossos animais é, ao mesmo tempo, um convite para cuidarmos de nós mesmos e do espaço que compartilhamos. Pequenos gestos de atenção e afeto se tornam poderosos agentes de transformação, criando um ciclo contínuo de equilíbrio e bem-estar. Assim, a prática do Ho'oponopono se estende, influenciando positivamente todas as relações ao nosso redor.

Ao compreendermos a profundidade desse laço, reconhecemos que a convivência com nossos animais é uma troca constante de ensinamentos sobre paciência, aceitação e amor incondicional. Eles nos mostram o valor de estar presente e a beleza da simplicidade. Ao cultivarmos essa conexão com responsabilidade e consciência, criamos um ambiente onde a harmonia floresce, permitindo que a cura se manifeste de forma natural e duradoura, enriquecendo a jornada compartilhada de crescimento e aprendizado.

Capítulo 18
Prosperidade Financeira com Consciência

A prosperidade financeira é uma expressão natural do equilíbrio interno e da harmonia com a energia da abundância. Quando nos conectamos profundamente com o fluxo da vida, reconhecemos que o dinheiro é uma extensão da nossa própria vibração e das escolhas que fazemos diariamente. Ele não é apenas um recurso material, mas uma manifestação concreta da nossa mentalidade de merecimento, gratidão e responsabilidade. Ao entender que nossa relação com o dinheiro reflete padrões internos de pensamento e emoção, torna-se possível alinhar nossa energia com a prosperidade de forma consciente e sustentável. Essa conexão nos permite atrair recursos com fluidez, administrar com sabedoria e compartilhar com generosidade, criando um ciclo virtuoso de crescimento e realização.

Desenvolver uma mentalidade de abundância exige o reconhecimento de crenças limitantes que possam estar bloqueando o fluxo financeiro. Muitas dessas crenças são enraizadas em experiências passadas, influências familiares ou condicionamentos sociais, que associam o dinheiro a sentimentos de culpa, medo ou escassez. Superar esses bloqueios requer um compromisso sincero com a autorresponsabilidade e a autotransformação. Ao assumirmos o controle da nossa realidade financeira, abrimos espaço para ressignificar antigas percepções e criar novas possibilidades. Essa mudança de perspectiva fortalece a confiança pessoal e permite utilizar o dinheiro de forma equilibrada, como um meio para concretizar objetivos e contribuir positivamente para o mundo ao nosso redor.

A verdadeira prosperidade financeira surge quando utilizamos o dinheiro com consciência e propósito, reconhecendo seu papel como uma ferramenta de crescimento e realização pessoal. Ao cultivarmos gratidão pelo que já possuímos e adotarmos práticas conscientes de gestão financeira, ampliamos nossa capacidade de atrair e multiplicar recursos. Esse fluxo constante de abundância se torna mais potente quando alinhado a ações de generosidade e colaboração, fortalecendo não apenas nossa estabilidade econômica, mas também nosso impacto positivo na sociedade. Viver em harmonia com o dinheiro é, portanto, um caminho de equilíbrio entre receber, administrar e compartilhar, permitindo-nos construir uma vida plena, significativa e alinhada com nossos valores mais profundos.

O dinheiro, muito além de ser apenas uma moeda de troca ou um recurso material, é uma energia em constante movimento, refletindo diretamente nossos pensamentos, emoções e atitudes em relação à prosperidade. Desde cedo, somos influenciados por crenças limitantes que moldam nossa percepção financeira. Essas crenças, muitas vezes enraizadas em experiências familiares ou sociais, associam o dinheiro a sentimentos de escassez, medo ou culpa. Esse condicionamento impede o fluxo natural da abundância e restringe nossa capacidade de atrair e administrar recursos de forma consciente.

No entanto, o Ho'oponopono nos oferece um caminho para transformar essa relação com o dinheiro, permitindo-nos limpar memórias e crenças que limitam nossa prosperidade. Por meio das frases simples e poderosas — "Sinto muito. Me perdoe. Eu te amo. Sou grato(a)." — podemos reprogramar nossa mente, dissolvendo bloqueios emocionais e abrindo espaço para uma nova realidade financeira. Esse processo de limpeza energética não apenas alivia o peso de experiências negativas, mas também cria condições para que a abundância flua com mais leveza e naturalidade em nossas vidas.

Assumir a responsabilidade pela própria realidade financeira é o primeiro passo nesse processo de transformação. Essa responsabilidade não implica culpa, mas sim o reconhecimento de que somos cocriadores da nossa experiência com o dinheiro. Quando aceitamos esse papel ativo, deixamos de ser vítimas das circunstâncias e passamos a agir com consciência, tomando decisões que favoreçam o equilíbrio e o crescimento financeiro. Essa mudança de perspectiva nos permite identificar padrões de comportamento prejudiciais, como gastos impulsivos ou medo de investir, e substituí-los por hábitos mais saudáveis e alinhados com nossos objetivos.

Cultivar a gratidão pelo dinheiro que já temos, independentemente da quantia, é outra prática fundamental para atrair prosperidade. A gratidão nos conecta com a abundância presente e amplia nossa capacidade de receber mais. Ao agradecermos pelas pequenas conquistas financeiras e pelas oportunidades que surgem, enviamos ao universo uma mensagem de reconhecimento e abertura para novas possibilidades. Esse sentimento genuíno de gratidão fortalece o fluxo energético do dinheiro, transformando-o em um aliado na realização de nossos sonhos.

A prática da visualização também desempenha um papel essencial na construção de uma nova realidade financeira. Imaginar-se vivendo com abundância, realizando sonhos, investindo com segurança e contribuindo para causas importantes cria uma vibração alinhada com a prosperidade. Esse exercício mental, quando realizado com regularidade e intenção, reprograma o subconsciente e atrai situações e oportunidades que ressoam com essa nova frequência. A visualização, aliada às frases do Ho'oponopono, potencializa a criação de um caminho financeiro mais sólido e gratificante.

Além disso, o uso de afirmações positivas reforça essa transformação interna. Frases como "Eu sou merecedor(a) da prosperidade", "O dinheiro flui para mim com facilidade e alegria" ou "Eu administro minhas finanças com sabedoria" têm o poder de substituir pensamentos de escassez por ideias de abundância. Repetir essas afirmações com convicção ajuda a dissolver padrões limitantes e fortalece a confiança na própria capacidade de atrair e manter recursos financeiros.

No entanto, atrair dinheiro é apenas uma parte do processo. O gerenciamento consciente dos recursos financeiros é fundamental para manter e expandir a prosperidade. Isso envolve planejamento, organização e escolhas responsáveis. Estabelecer metas claras, controlar gastos, poupar e investir de forma estratégica são práticas que sustentam o fluxo contínuo de abundância. Quando alinhamos o cuidado com as finanças à nossa intenção de prosperar, criamos uma base sólida para o crescimento sustentável.

Compartilhar a abundância é outro aspecto essencial para manter o fluxo financeiro ativo. A generosidade, seja por meio de doações, apoio a projetos sociais ou ajuda a pessoas próximas, fortalece o ciclo da prosperidade. Ao contribuir com aquilo que temos, reconhecemos a interconexão entre todos os seres e colaboramos para a construção de um mundo mais equilibrado e justo. Esse ato de compartilhar não apenas beneficia quem recebe, mas também amplia nossa própria capacidade de atrair mais, pois mantém o fluxo de dar e receber em constante movimento.

Entender que o dinheiro é uma ferramenta, e não um fim em si mesmo, nos permite utilizá-lo de forma mais consciente e alinhada com nossos valores. Ele deve ser visto como um recurso que potencializa nossas realizações e amplia nosso impacto positivo no mundo. Quando o utilizamos para concretizar sonhos, apoiar causas significativas e proporcionar bem-estar a nós mesmos e aos outros, o dinheiro assume um papel transformador em nossas vidas. Esse uso consciente e equilibrado reforça a harmonia entre prosperidade material e realização pessoal.

Ao aplicar o Ho'oponopono na busca por prosperidade financeira, somos convidados a refletir sobre como nossos pensamentos e emoções moldam nossa realidade econômica. A limpeza de memórias negativas e o cultivo de sentimentos positivos como gratidão, amor e confiança criam uma base energética favorável ao crescimento. Esse processo não apenas melhora nossa relação com o dinheiro, mas também nos conduz a decisões mais sábias e responsáveis, promovendo uma prosperidade sustentável e alinhada com nossos propósitos.

Essa mudança de mentalidade nos impulsiona a agir com mais consciência, escolhendo investimentos que ressoem com nossos valores e evitando desperdícios. Essa nova postura fortalece o ciclo da abundância, onde receber e compartilhar se equilibram, criando um fluxo constante de crescimento pessoal e coletivo. A verdadeira riqueza se manifesta quando prosperamos financeiramente sem perder de vista o que realmente importa: viver com propósito, gratidão e integridade.

Ao caminharmos com essa nova visão sobre o dinheiro, compreendemos que prosperidade vai além de acumular riquezas. Trata-se de utilizar os recursos que temos de forma sábia e responsável, criando uma vida plena e significativa. O equilíbrio entre conquistar estabilidade financeira e manter a conexão com nossos valores mais profundos é o que nos conduz a uma existência harmoniosa e realizada.

Assim, o Ho'oponopono nos ensina que a prosperidade financeira é acessível a todos que se dispõem a limpar crenças limitantes e a se alinhar com a energia da abundância. Esse caminho nos conduz a uma relação mais leve e consciente com o dinheiro, onde cada escolha financeira é guiada pela gratidão, pela responsabilidade e pelo desejo genuíno de contribuir positivamente para o mundo. Ao cultivarmos essa nova percepção, criamos não apenas estabilidade econômica, mas também uma vida mais rica em significado, propósito e realização.

Ao integrar o Ho'oponopono na busca por prosperidade financeira, desenvolvemos uma relação mais leve e saudável com o dinheiro, reconhecendo-o como uma ferramenta que potencializa nossas realizações e amplia nosso impacto positivo no mundo. Essa prática nos convida a liberar medos e inseguranças, substituindo-os por pensamentos de confiança, gratidão e merecimento. Ao limpar as memórias que alimentam a escassez, abrimos espaço para que novas oportunidades financeiras surjam com naturalidade, permitindo que a abundância flua de maneira contínua e sustentável em nossas vidas.

Essa mudança de perspectiva também nos incentiva a agir com responsabilidade e consciência, utilizando nossos recursos de forma equilibrada e estratégica. Com uma mentalidade alinhada à abundância, passamos a tomar decisões financeiras mais sábias, investindo em nossos sonhos e contribuindo para causas que ressoam com nossos valores. Essa postura fortalece o ciclo da prosperidade, onde o ato de receber e compartilhar se complementam, criando um fluxo harmonioso de crescimento pessoal e coletivo.

    Ao caminharmos com essa nova visão sobre o dinheiro, compreendemos que a verdadeira riqueza está em viver de acordo com nossos propósitos, usufruindo das conquistas materiais sem nos distanciarmos da essência. O equilíbrio entre prosperar financeiramente e manter a conexão com nossos valores mais profundos nos conduz a uma vida plena, onde cada escolha é guiada pela consciência, pela gratidão e pelo desejo genuíno de contribuir para um mundo mais abundante e harmonioso.

Capítulo 19
Purificação do Lar

O lar representa um espaço sagrado de acolhimento, equilíbrio e renovação, onde cada detalhe influencia diretamente o bem-estar físico, emocional e espiritual de quem o habita. Mais do que paredes e objetos, ele carrega a energia das experiências vividas, das emoções compartilhadas e das intenções depositadas em cada ambiente. A harmonia do lar reflete o cuidado com o espaço e, principalmente, o equilíbrio interior de seus moradores. Ao reconhecer a importância desse ambiente, torna-se essencial manter a sua energia limpa e leve, criando um refúgio de paz que favoreça a saúde emocional, mental e espiritual.

Cada cômodo, objeto e canto da casa carrega memórias e vibrações que podem impactar positivamente ou negativamente a dinâmica familiar e o estado emocional. Ambientes desorganizados ou sobrecarregados de objetos desnecessários acumulam não apenas poeira, mas também energias estagnadas que podem gerar desconforto, cansaço e até conflitos. A purificação do lar envolve uma conexão consciente com esse espaço, promovendo sua limpeza física e energética. Esse processo permite que a energia vital circule livremente, criando um ambiente mais leve, inspirador e acolhedor, que fortalece a conexão com a própria essência e com aqueles que compartilham o mesmo espaço.

Cuidar do lar com amor e intenção é uma prática transformadora que vai além da organização e da estética. Trata-se de nutrir o ambiente com gratidão, luz e harmonia, permitindo que ele se torne um verdadeiro refúgio de serenidade e renovação. Pequenos gestos, como abrir as janelas para permitir a entrada de ar fresco e luz natural, cultivar plantas que trazem vida e purificam o ar, ou utilizar aromas suaves que elevam a vibração do ambiente, contribuem para criar um espaço equilibrado e energizado. Esse cuidado consciente transforma o lar em um local propício para o descanso, a criatividade, a convivência harmoniosa e a manifestação de uma vida plena e feliz.

Assim como o corpo físico reflete nosso estado emocional e mental, o lar manifesta diretamente a qualidade das nossas emoções, pensamentos e experiências. Cada ambiente da casa guarda impressões energéticas que podem influenciar o humor, a saúde e até os relacionamentos entre os moradores. Um espaço desorganizado, carregado de objetos sem propósito ou negligenciado em sua limpeza, acumula não apenas poeira, mas também energias estagnadas. Esse acúmulo cria uma atmosfera densa que pode gerar desconforto, cansaço e até conflitos, afetando o equilíbrio emocional e a harmonia familiar. Por isso, a purificação do lar se torna essencial, não apenas como uma prática de limpeza física, mas como um verdadeiro ritual de renovação energética e espiritual.

O Ho'oponopono nos oferece uma abordagem profunda para essa purificação. A filosofia havaiana, centrada no perdão e na reconciliação, nos ensina que tudo ao nosso redor é reflexo do que carregamos internamente. Assim, ao direcionarmos as frases "Sinto muito. Me perdoe. Eu te amo. Sou grato(a)." para os ambientes da nossa casa, estamos limpando não apenas a energia do espaço físico, mas também as memórias emocionais associadas a ele. Cada cômodo, objeto e canto da casa passa a ser reconhecido como parte integrante de nossa história e, portanto, merece cuidado, respeito e amor. Esse processo consciente cria uma atmosfera mais leve, inspiradora e acolhedora.

A purificação começa com a limpeza física. Organizar o espaço, eliminar objetos que já não têm utilidade e manter a casa limpa são passos essenciais para liberar o fluxo energético. O acúmulo de objetos sem propósito representa estagnação, e ao nos desapegarmos do que não serve mais, abrimos espaço para novas energias e oportunidades. Esse desapego material reflete diretamente no emocional, aliviando o peso de memórias passadas e permitindo que a energia vital circule livremente pelo ambiente.

A limpeza energética complementa esse processo. Além do Ho'oponopono, práticas como o uso de incensos, defumadores ou sprays de ervas ajudam a dissolver vibrações densas. Direcionar as frases do Ho'oponopono para cada ambiente potencializa a purificação, transformando o espaço em um refúgio de paz. Visualizar uma luz suave preenchendo cada cômodo, enquanto se repetem as palavras de cura, contribui para a criação de um ambiente sereno e equilibrado. Essa prática, feita com regularidade, mantém a vibração da casa elevada e protegida de energias negativas.

Elementos naturais também desempenham um papel fundamental na harmonização do lar. Plantas, por exemplo, são excelentes purificadoras naturais. Elas revitalizam o ambiente, trazem vida, equilibram as energias e contribuem para uma sensação de frescor e vitalidade. Ter plantas em casa não só melhora a qualidade do ar, mas também cria uma conexão com a natureza, trazendo calma e serenidade ao espaço. Cada folha, cada flor, é um lembrete da importância do ciclo da vida e do cuidado constante.

A ventilação natural é outro aspecto crucial. Manter as janelas abertas, permitindo a entrada de ar fresco e luz solar, renova as energias e dissipa vibrações estagnadas. A luz do sol, com sua energia vital, é um poderoso agente de purificação e renovação. Ela ilumina não só o espaço físico, mas também o emocional, trazendo clareza, disposição e bem-estar. A circulação de ar promove a fluidez energética, criando uma atmosfera leve e acolhedora.

A música é outra ferramenta poderosa para elevar a vibração do ambiente. Sons suaves, mantras, músicas instrumentais ou canções que evocam sentimentos positivos têm a capacidade de transformar a energia do espaço. A vibração sonora penetra nas paredes, nos objetos e nos corpos, dissipando tensões e trazendo harmonia. Incorporar música no dia a dia da casa é um convite para que a alegria, a calma e o amor se tornem presenças constantes no lar.

Cristais também são aliados valiosos na harmonização do lar. Cada cristal carrega propriedades específicas que auxiliam na purificação e no equilíbrio energético. A ametista, por exemplo, promove paz e tranquilidade, enquanto a turmalina negra protege contra energias negativas. Posicionar cristais em pontos estratégicos da casa potencializa a proteção e a harmonia, criando um escudo energético que mantém o ambiente leve e seguro.

A prática da gratidão completa esse processo de purificação. Agradecer pelo lar, por cada cômodo, por cada objeto que nos serve no dia a dia, é uma forma de reconhecer a importância desse espaço em nossa vida. A gratidão transforma o olhar sobre o ambiente, despertando o desejo de cuidar, preservar e valorizar cada detalhe. Quando agradecemos, nutrimos o espaço com amor e reconhecimento, fortalecendo a conexão com o lar como um lugar sagrado.

Esse cuidado consciente com o ambiente físico e energético do lar reflete diretamente nas relações familiares e na qualidade de vida. Um espaço limpo e harmonizado favorece o diálogo, a compreensão mútua e a convivência pacífica. Conflitos se dissolvem com mais facilidade em um ambiente onde reina a leveza e a harmonia. O lar passa a ser um verdadeiro santuário, onde cada integrante da família encontra acolhimento, segurança e inspiração para viver com equilíbrio.

Ao reconhecer o lar como uma extensão do nosso mundo interior, compreendemos que cada gesto de cuidado reverbera positivamente em nossa saúde física, emocional e espiritual. Cuidar do espaço em que vivemos é, antes de tudo, cuidar de nós mesmos. Esse processo de atenção e carinho com o ambiente nos fortalece diante dos desafios diários, oferecendo um refúgio seguro para o descanso, a introspecção e a renovação de energias.

Transformar o lar em um espaço de equilíbrio não exige grandes mudanças, mas sim pequenas ações realizadas com intenção. Abrir as janelas todas as manhãs, acender um incenso ao final do dia, cuidar das plantas, reorganizar um canto da casa ou simplesmente parar para agradecer por esse espaço são atitudes que, somadas, criam um ambiente de paz e prosperidade. Essas práticas nos ensinam a importância do presente, a valorizar o que temos e a cultivar a serenidade nas pequenas coisas.

Quando compreendemos que o ambiente ao nosso redor influencia profundamente nosso estado interno, passamos a enxergar o lar com outros olhos. Cada cômodo se torna um reflexo da nossa jornada, um espaço de aprendizado e cura. A casa deixa de ser apenas um abrigo físico e se transforma em um espaço sagrado, onde a energia da paz, do amor e da abundância flui livremente, nutrindo corpo, mente e espírito.

Assim, ao integrar o Ho'oponopono e práticas de purificação no cuidado com o lar, criamos um ambiente harmonioso e revitalizante. Esse espaço passa a ser mais do que um local de descanso; torna-se um verdadeiro templo de equilíbrio, renovação e amor. Cada detalhe, cada gesto de cuidado, fortalece esse vínculo sagrado entre nós e o nosso lar, permitindo que a energia da cura e da serenidade se manifeste plenamente em nossas vidas.

    Ao cuidar do lar com intenção e presença, criamos um espaço onde a energia flui de forma leve e harmoniosa, favorecendo o bem-estar de todos os que ali vivem. Cada gesto de cuidado, desde a limpeza física até a purificação energética, reforça o vínculo entre o ambiente e a nossa essência. Assim, o lar deixa de ser apenas um local de descanso e se transforma em um verdadeiro santuário de equilíbrio e renovação, capaz de nos fortalecer diante dos desafios diários e de nos inspirar a viver com mais leveza e gratidão.

    Essa harmonia cultivada no ambiente reflete diretamente nas relações familiares e nas interações do dia a dia. Um lar purificado e energizado se torna terreno fértil para o diálogo, a compreensão e a conexão emocional. As práticas do Ho'oponopono, quando aplicadas com frequência, dissolvem tensões acumuladas e promovem um clima de paz e acolhimento. Esse espaço seguro e amoroso nos permite expressar livremente quem somos, fortalecer vínculos afetivos e nutrir momentos de alegria e cumplicidade.

    Ao reconhecermos o lar como extensão do nosso mundo interior, percebemos que cada detalhe, por menor que seja, contribui para a construção de um ambiente de harmonia e prosperidade. Essa consciência nos convida a cuidar do nosso espaço com amor, respeito e gratidão, criando um refúgio onde a energia da paz, da abundância e do amor possa fluir livremente.

Assim, vivemos em um lar que não apenas nos abriga, mas que também nos acolhe, nos inspira e nos cura, tornando-se parte essencial da nossa jornada de evolução e equilíbrio.

Capítulo 20
Mensagens do Subconsciente

Os sonhos revelam aspectos profundos da nossa mente, funcionando como canais diretos de comunicação do subconsciente. Eles expõem emoções, pensamentos e memórias ocultas, oferecendo pistas valiosas sobre questões internas que precisam de atenção e cura. No Ho'oponopono, esses sinais oníricos são reconhecidos como manifestações de memórias que precisam ser limpas, conflitos não resolvidos e aprendizados necessários. A análise cuidadosa dessas mensagens permite acessar informações essenciais para o autoconhecimento e para o processo de transformação interior. Cada detalhe simbólico ou emocional presente nos sonhos carrega um significado único, que pode orientar o indivíduo em sua jornada de cura e equilíbrio emocional.

Ao compreender os sonhos sob a ótica do Ho'oponopono, é possível perceber que eles não são meras manifestações aleatórias da mente, mas reflexos diretos de experiências passadas e emoções reprimidas. Esses conteúdos emergem durante o sono, quando a mente consciente se aquieta e o subconsciente ganha espaço para se expressar. Esse processo revela padrões de comportamento, crenças limitantes e memórias dolorosas que influenciam as escolhas e atitudes diárias. Reconhecer esses sinais com clareza e disposição para interpretá-los abre caminhos para uma limpeza emocional profunda, permitindo que bloqueios internos sejam dissolvidos com compaixão e amor-próprio.

 Integrar a prática de observar e interpretar os sonhos ao processo de limpeza do Ho'oponopono fortalece o vínculo com a sabedoria interior. Manter um diário de sonhos, refletir sobre símbolos recorrentes e aplicar as frases de purificação contribuem para liberar emoções acumuladas e restaurar o equilíbrio emocional. Esse processo contínuo promove o autoconhecimento e facilita a conexão com a essência divina, permitindo que cada experiência onírica seja utilizada como ferramenta de crescimento e cura. Assim, os sonhos se tornam guias preciosos, orientando o caminho para uma vida mais leve, consciente e harmoniosa.

 Os sonhos são portais silenciosos que nos conectam às camadas mais profundas do subconsciente, revelando emoções, pensamentos e memórias que muitas vezes permanecem ocultas durante o estado de vigília. Nesse universo onírico, símbolos, metáforas e arquétipos emergem como linguagens sutis que refletem nossos conflitos internos, nossas crenças limitantes e as memórias que precisam ser compreendidas e curadas. No contexto do Ho'oponopono, esses sonhos não são vistos como meras manifestações aleatórias da mente, mas como sinais claros de aspectos internos que requerem atenção, amor e transmutação. Cada detalhe, cada sensação vivenciada durante o sono carrega um significado único, um convite ao autoconhecimento e à liberação de bloqueios emocionais.

Quando adormecemos, a mente consciente se recolhe e o subconsciente assume o controle. É nesse momento que emoções reprimidas, traumas não resolvidos e padrões de comportamento profundamente enraizados têm espaço para emergir, muitas vezes por meio de símbolos que escapam à lógica racional. Esses sinais, por mais confusos ou desconexos que possam parecer, são pistas valiosas de partes de nós que ainda precisam ser acolhidas. Reconhecer essa comunicação é essencial para que possamos iniciar um processo de cura. O Ho'oponopono nos orienta a enxergar esses fragmentos oníricos como reflexos de memórias que pedem para ser limpas, compreendidas e transformadas.

Manter um diário de sonhos é uma prática poderosa nesse caminho de autoconhecimento. Anotar imediatamente, ao despertar, todos os detalhes e emoções sentidas nos sonhos permite acessar camadas profundas da mente subconsciente. Não se trata apenas de registrar imagens ou eventos, mas de mergulhar nas sensações que cada sonho provoca. Esse exercício constante de observação cria uma ponte entre o consciente e o subconsciente, permitindo que padrões ocultos se tornem mais claros e compreensíveis. O ato de escrever torna-se, então, uma forma de diálogo com partes internas esquecidas ou negligenciadas.

Além do registro, a observação atenta dos símbolos presentes nos sonhos desempenha papel fundamental nesse processo. Embora alguns símbolos tenham significados universais, como a água representando emoções ou voar simbolizando liberdade, o verdadeiro significado de cada imagem está profundamente ligado à experiência e à percepção individual. Assim, interpretar sonhos requer sensibilidade para perceber o que cada símbolo representa pessoalmente. O Ho'oponopono convida a abordar essa interpretação com amor e compaixão, sem julgamentos, reconhecendo que cada elemento onírico tem algo a ensinar ou curar.

As emoções sentidas durante o sonho são ainda mais reveladoras do que os próprios símbolos. Medo, alegria, raiva ou serenidade experimentados nesse estado revelam estados emocionais que, muitas vezes, não são plenamente reconhecidos no dia a dia. Observar essas emoções e relacioná-las com experiências atuais ou passadas traz clareza sobre o que precisa ser acolhido e transformado. O Ho'oponopono, nesse contexto, se torna uma ferramenta essencial. Ao direcionar suas frases de purificação — "Sinto muito. Me perdoe. Eu te amo. Sou grato(a)." — para essas emoções e símbolos que emergem, inicia-se o processo de limpeza e liberação dessas memórias.

Estabelecer um diálogo direto com o subconsciente antes de dormir também é uma prática transformadora. Ao deitar-se, é possível fazer uma intenção clara: pedir ao subconsciente que revele, por meio dos sonhos, o que precisa ser compreendido e curado. Esse pedido abre espaço para uma comunicação mais consciente e fluida com os conteúdos internos. Da mesma forma, ao despertar, é possível agradecer pelas mensagens recebidas, mesmo que ainda não sejam totalmente compreendidas, confiando que, com o tempo, a clareza surgirá.

A limpeza de memórias associadas aos sonhos é um passo delicado, mas profundamente libertador. Direcionar as frases do Ho'oponopono para os personagens, situações e sentimentos que surgem nos sonhos é uma maneira de dissolver energias densas e transformar padrões limitantes. Ao repetir "Sinto muito. Me perdoe. Eu te amo. Sou grato(a)", estamos reconhecendo que algo dentro de nós precisa ser curado, assumindo a responsabilidade por esses conteúdos e permitindo que a divindade interior realize a transmutação dessas memórias.

Os sonhos podem também ser guias poderosos para decisões e mudanças em diversas áreas da vida. Eles podem alertar sobre comportamentos que precisam ser ajustados, crenças que limitam o crescimento ou até sugerir caminhos que favoreçam o desenvolvimento pessoal e espiritual. Quando olhamos para os sonhos com atenção e sabedoria, eles deixam de ser apenas imagens desconexas e se tornam bússolas que nos orientam em direção à realização e ao equilíbrio.

Com o tempo, essa prática contínua de observar, registrar, interpretar e limpar memórias trazidas pelos sonhos fortalece a conexão com a própria intuição. A confiança na própria sabedoria interna se aprofunda, e a sensibilidade para perceber nuances emocionais se amplia. Os sonhos passam a ser reconhecidos não apenas como reflexos de questões passadas, mas como oportunidades de aprendizado, crescimento e renovação.

Essa integração entre o mundo onírico e a prática consciente do Ho'oponopono conduz a um processo contínuo de cura e transformação. Ao acolher as mensagens dos sonhos com compaixão e aplicar a limpeza emocional proposta pelo Ho'oponopono, dissolvemos suavemente bloqueios internos, permitindo que a paz e o equilíbrio se instalem de forma natural. Esse processo não exige pressa nem respostas imediatas, mas sim presença, paciência e abertura para ouvir o que a alma tem a dizer.

A cada sonho compreendido e cada memória limpa, o indivíduo avança com mais leveza em sua jornada. A clareza surge, e com ela vem a capacidade de lidar com desafios diários de forma mais serena e consciente. A harmonia entre o mundo interno e o externo se fortalece, criando um estado de equilíbrio que reverbera positivamente em todas as áreas da vida.

Assim, ao reconhecer os sonhos como aliados no processo de autoconhecimento, cada experiência noturna se transforma em uma oportunidade de cura e crescimento. O Ho'oponopono, ao ser integrado a essa prática, promove uma profunda libertação emocional, permitindo que a vida flua com mais leveza, clareza e propósito. Dessa forma, seguimos em nossa jornada mais conectados com nossa essência, guiados por uma sabedoria interna que nos orienta com amor e compaixão rumo à plenitude.

Essa jornada de autodescoberta por meio dos sonhos revela-se um convite constante à reconciliação interna. Cada símbolo desvendado e cada emoção compreendida tornam-se peças fundamentais no processo de cura, permitindo que memórias sejam suavemente transmutadas. Ao aplicar as práticas do Ho'oponopono nesse contexto, cria-se um espaço seguro para acolher sentimentos reprimidos e dissolver bloqueios emocionais, promovendo uma harmonia que reverbera em todos os aspectos da vida.

Com o tempo, essa integração entre o mundo onírico e a prática consciente da limpeza emocional fortalece a confiança na própria intuição. Os sonhos passam a ser reconhecidos não apenas como reflexos do passado, mas como mensagens sábias que indicam novas possibilidades de crescimento. Esse diálogo constante com o subconsciente desenvolve uma percepção mais aguçada das necessidades internas e desperta uma sensibilidade para lidar com desafios diários de maneira mais leve e compassiva.

Assim, ao abraçar os sonhos como aliados no caminho do autoconhecimento, cada experiência noturna transforma-se em uma oportunidade de renovação. A prática contínua do Ho'oponopono diante dessas mensagens sutis promove uma profunda libertação interior, permitindo que a paz e o equilíbrio se instalem de forma natural. Dessa forma, o indivíduo avança em sua jornada com mais clareza e serenidade, alinhado com sua essência e aberto às infinitas possibilidades de cura e transformação.

Capítulo 21
Envelhecendo com Sabedoria e Serenidade

O envelhecimento representa uma etapa valiosa da existência, repleta de oportunidades para aprofundar a conexão consigo mesmo e com o mundo ao redor. Longe de ser um período de perda, essa fase oferece a chance de cultivar uma sabedoria mais profunda, ressignificar experiências passadas e viver com mais leveza e autenticidade. À medida que o corpo passa por transformações naturais, a mente e o espírito podem florescer, permitindo que cada indivíduo reconheça a importância de cuidar não apenas da saúde física, mas também do equilíbrio emocional e espiritual. O Ho'oponopono surge como uma prática poderosa para atravessar essa jornada com serenidade, promovendo o autoconhecimento, a aceitação e a gratidão por cada experiência vivida.

Abraçar o processo de envelhecer com sabedoria exige uma mudança de perspectiva, afastando-se da visão negativa muitas vezes imposta pela sociedade e reconhecendo o valor das vivências acumuladas ao longo do tempo. Esse período da vida proporciona a chance de fortalecer a resiliência interior e de transformar desafios em oportunidades de crescimento. Práticas de autocuidado e de reflexão, como o

Ho'oponopono, incentivam a liberar crenças limitantes e a cultivar uma relação harmoniosa com o próprio corpo e mente. Assim, cada momento é vivido com mais significado, permitindo que a maturidade se transforme em um estado de plenitude e paz.

Ao compreender o envelhecimento como um ciclo natural e enriquecedor, abre-se espaço para uma vivência mais consciente e intencional. A experiência acumulada se torna uma fonte inesgotável de aprendizado e inspiração, não apenas para si mesmo, mas também para as futuras gerações. Viver essa fase com propósito e entusiasmo significa valorizar cada conquista, nutrir relações significativas e manter viva a busca por novos conhecimentos. Dessa forma, a maturidade se revela como um período de expansão interior, onde a serenidade e a sabedoria guiam cada passo com confiança e gratidão.

Envelhecimento: Uma Nova Fase da Jornada:

O envelhecimento é um processo natural e inevitável, marcado por mudanças físicas, mentais e emocionais. A sociedade ocidental, com sua ênfase na juventude e na beleza exterior, muitas vezes associa o envelhecimento à decadência e à perda. No entanto, o Ho'oponopono nos convida a ressignificar essa percepção, reconhecendo o envelhecimento como uma oportunidade de crescimento, sabedoria e autoconhecimento.

Envelhecer com saúde e vitalidade é um desejo profundo de muitos, mas nem sempre compreendido em sua totalidade. O Ho'oponopono surge como um convite para cuidar não apenas do corpo físico, mas também da mente e do espírito, proporcionando equilíbrio em todas as dimensões da existência. Aceitar o envelhecimento como parte natural da vida é o primeiro passo para trilhar essa jornada com leveza. Quando se reconhece que as transformações físicas são inevitáveis, mas não definem a totalidade do ser, abre-se espaço para uma aceitação genuína. Essa aceitação dissolve a resistência interna e liberta o indivíduo do sofrimento causado por expectativas irreais, permitindo que a paz interior se estabeleça de forma natural.

A gratidão se torna, então, um pilar essencial nesse caminho. Valorizar cada fase vivida, cada experiência acumulada e cada aprendizado conquistado transforma a forma como se enxerga o passar dos anos. Esse reconhecimento da abundância que permeia a vida gera uma conexão profunda com o presente e traz consigo uma alegria serena. Momentos simples passam a ter mais valor, e as relações se tornam mais autênticas. A gratidão não apenas aquece o coração, mas também vitaliza o corpo, promovendo uma sensação de bem-estar contínua.

O autocuidado se manifesta como uma expressão concreta desse amor por si mesmo. Adotar práticas que favoreçam a saúde física, como uma alimentação equilibrada, exercícios regulares e o descanso adequado, é essencial. Porém, cuidar da mente e das emoções é igualmente importante. Reservar momentos para relaxar, meditar e refletir fortalece o equilíbrio interno e prepara o corpo para envelhecer com dignidade. Esse cuidado integral é uma forma de honrar o próprio corpo, reconhecendo-o como o templo que sustenta todas as experiências da vida.

Dentro desse processo, a limpeza de memórias desempenha um papel transformador. As quatro frases do Ho'oponopono — "Sinto muito. Me perdoe. Te amo. Sou grato." — agem como ferramentas poderosas para libertar o indivíduo de crenças limitantes que cercam o envelhecimento. Medos profundamente enraizados, como o receio de adoecer, de perder autonomia ou de enfrentar a solidão, podem ser suavizados quando se aplica conscientemente essas frases às memórias que os sustentam. Esse processo de purificação interna abre caminho para uma nova perspectiva sobre a velhice, permitindo que ela seja vista como um tempo de plenitude e não de declínio.

A visualização positiva também contribui para moldar uma experiência mais saudável do envelhecer. Imaginar-se vivendo com saúde, alegria e energia renova a motivação diária. Visualizar-se participando ativamente da vida, cercado de amor e sabedoria, reforça a crença de que é possível viver bem em qualquer idade. Essa prática fortalece a mente, estimula a esperança e orienta as ações diárias em direção a escolhas que favoreçam o bem-estar.

Além disso, a conexão com a sabedoria interior se torna uma fonte inesgotável de conforto e orientação. Com o passar dos anos, a bagagem de experiências vividas se transforma em um verdadeiro tesouro. Reconhecer e valorizar essa sabedoria acumulada permite não apenas enfrentar desafios com mais confiança, mas também compartilhar esse conhecimento com as gerações mais jovens. Esse gesto de transmissão de saber não só fortalece laços familiares e comunitários, como também perpetua ensinamentos que podem impactar positivamente a vida de muitos.

Envelhecer com propósito é uma proposta que transcende o simples passar do tempo. O Ho'oponopono convida a olhar para cada fase da vida com gratidão e entusiasmo, reconhecendo o valor único de cada etapa. Não se trata de lutar contra o tempo, mas de abraçá-lo, aproveitando as oportunidades que ele oferece para crescer, aprender e contribuir. Continuar aprendendo, desenvolvendo novas habilidades e compartilhando experiências enriquece a jornada e mantém viva a chama da curiosidade e da paixão pela vida.

Essa perspectiva de propósito se reflete nas pequenas e grandes ações diárias. Buscar novas experiências, manter-se aberto a mudanças e cultivar relacionamentos saudáveis são maneiras de nutrir o espírito. Participar ativamente da comunidade, envolver-se em causas sociais ou simplesmente estar presente para ouvir e aconselhar tornam o envelhecimento uma fase de grande contribuição para o mundo. É nesse contínuo aprendizado e compartilhamento que se encontra o verdadeiro significado de envelhecer com propósito.

Celebrar a vida em todas as suas etapas é outra lição valiosa que o Ho'oponopono ensina. Cada fase — infância, juventude, vida adulta e velhice — possui sua própria beleza e desafios. Reconhecer e honrar cada uma dessas fases como partes essenciais de uma história rica e única permite viver com mais plenitude. A velhice, então, deixa de ser vista como um fim e passa a ser compreendida como uma expansão da existência, um período onde se pode colher os frutos do que foi semeado ao longo da vida.

Essa celebração contínua da vida se traduz em uma aceitação amorosa de cada memória, cada mudança e cada emoção. Ao praticar o Ho'oponopono, cria-se um espaço interno de serenidade, onde as expectativas irreais são dissolvidas e substituídas por uma compreensão compassiva de si mesmo e do ciclo natural da vida. Esse estado de presença plena proporciona uma leveza que torna o envelhecimento mais fluido e natural.

Compartilhar a sabedoria adquirida ao longo dos anos não é apenas um ato de generosidade, mas uma poderosa forma de conexão com as próximas gerações. Quando experiências e aprendizados são transmitidos com amor, eles têm o poder de inspirar, orientar e fortalecer aqueles que estão começando a trilhar seus próprios caminhos. Esse fluxo contínuo de aprendizado cria redes de apoio que beneficiam tanto quem ensina quanto quem aprende, tecendo uma trama de afeto e solidariedade.

Com essa visão mais ampla e acolhedora, o envelhecimento se revela como um período repleto de significado e propósito. A prática constante do Ho'oponopono fortalece a paz interior, aprofunda a gratidão e traz leveza à jornada, permitindo que cada momento seja vivido com plenitude. Assim, a maturidade se transforma em um campo fértil para a renovação interior, onde a serenidade conduz cada passo e a sabedoria ilumina o caminho. Nesse fluxo harmonioso de aceitação e amor, a vida se desdobra em sua totalidade, rica em harmonia e profundamente conectada com o que realmente importa.

Essa celebração contínua da vida permite que o envelhecimento seja visto como uma expansão da própria existência, onde cada experiência vivida se transforma em uma base sólida para novas descobertas. Ao praticar o Ho'oponopono, o indivíduo aprende a acolher com amor cada memória, cada mudança e cada emoção, criando um espaço interno de aceitação e serenidade. Esse estado de presença plena facilita o desapego de expectativas irreais e promove uma compreensão mais compassiva sobre si mesmo e sobre o ciclo natural da vida.

Compartilhar a sabedoria adquirida ao longo dos anos também se torna uma forma poderosa de conexão com as próximas gerações. O conhecimento transmitido com amor e generosidade inspira e orienta aqueles que estão iniciando suas próprias jornadas. Esse fluxo de aprendizado contínuo fortalece laços familiares e comunitários, criando redes de apoio que nutrem tanto quem ensina quanto quem aprende. Assim, envelhecer não é apenas um processo individual, mas uma oportunidade de contribuir para o crescimento coletivo.

Com essa perspectiva mais ampla e acolhedora, o envelhecimento se revela como uma fase repleta de significado e propósito. Ao integrar o Ho'oponopono na rotina diária, cultivam-se paz, gratidão e leveza, permitindo que cada momento seja vivido com plenitude. Dessa forma, a maturidade torna-se um espaço fértil para a renovação interior, onde a serenidade guia cada passo e a sabedoria ilumina o caminho, conduzindo a uma vida rica em harmonia e amor.

Capítulo 22
Encontrando Alívio e Cura

A dor, em suas múltiplas formas, surge como um sinal claro de que algo em nosso corpo ou em nossa mente requer atenção e cuidado. Essa experiência, embora desafiadora, carrega consigo a possibilidade de cura e transformação profunda. Encarar a dor com consciência permite identificar suas raízes e compreender que ela não precisa ser um fardo permanente, mas sim um ponto de partida para o autoconhecimento e a superação. O Ho'oponopono oferece um caminho eficaz para lidar com esse sofrimento, promovendo a liberação de memórias e crenças que intensificam a dor e abrindo espaço para o alívio e o equilíbrio interior.

Ao reconhecer a dor como parte natural da existência, é possível desenvolver uma relação mais compassiva consigo mesmo, acolhendo as emoções e sensações sem resistência. Esse processo envolve não apenas aceitar a vulnerabilidade, mas também buscar a compreensão das causas internas que alimentam o desconforto. Por meio da prática constante do Ho'oponopono, torna-se viável dissolver padrões limitantes, suavizar o impacto das experiências dolorosas e permitir que a energia da cura flua livremente. Essa abordagem traz alívio e fortalece a capacidade de enfrentar os desafios com serenidade e confiança.

A jornada para a cura exige abertura e disposição para transformar a dor em aprendizado. Ao adotar práticas como a aceitação, a compaixão e a limpeza de memórias, cria-se um ambiente interno favorável para a recuperação emocional e física. O Ho'oponopono incentiva a prática do perdão e da gratidão, elementos essenciais para aliviar o sofrimento e restaurar a harmonia. Esse processo não apenas ameniza a dor, mas também conduz a um estado de paz duradouro, onde cada experiência contribui para a evolução pessoal e o bem-estar pleno.

A dor, em suas diversas manifestações, surge como uma mensageira silenciosa, um lembrete de que há aspectos internos que clamam por atenção e cuidado. Ela não deve ser vista apenas como um incômodo a ser eliminado, mas como uma oportunidade valiosa para olhar para dentro de si e compreender o que precisa ser curado. A dor física pode apontar para desequilíbrios no corpo, enquanto a dor emocional frequentemente revela feridas antigas, crenças limitantes ou relações desarmônicas que permanecem sem resolução. O Ho'oponopono nos convida a não ignorar ou reprimir essas dores, mas a acolhê-las com compaixão e compreensão. Ao investigar sua origem, torna-se possível identificar memórias e padrões que alimentam o sofrimento, permitindo que sejam liberados, abrindo caminho para a verdadeira cura.

Nesse processo, a aceitação desempenha um papel fundamental. Enfrentar a dor com coragem e serenidade, sem resistência ou julgamento, é o primeiro passo para dissolver o sofrimento. A aceitação não significa resignação, mas sim a disposição de reconhecer a dor como parte da experiência humana. Esse reconhecimento abre espaço para o alívio e para a transformação interior. Quando deixamos de lutar contra a dor, damos início a uma jornada de cura mais leve e consciente.

A compaixão por si mesmo também se torna essencial nesse caminho. Muitas vezes, somos duros conosco diante das dificuldades, exigindo força onde seria mais necessário oferecer cuidado. Cultivar a compaixão é permitir-se ser vulnerável, acolher-se com amor e respeitar o próprio tempo de cura. Esse olhar amoroso suaviza a dor e fortalece o espírito, tornando o processo de superação mais gentil e eficaz.

A prática do Ho'oponopono se revela especialmente poderosa nesse contexto. Suas quatro frases — "Sinto muito. Me perdoe. Te amo. Sou grato." — funcionam como chaves para desbloquear emoções reprimidas e dissolver memórias que alimentam a dor. Ao direcionar essas palavras com intenção para a própria dor, para as experiências que a desencadearam ou para os sentimentos que a acompanham, inicia-se um processo de limpeza interna. Esse ato simbólico e profundo permite que antigas mágoas e crenças limitantes sejam libertas, criando um espaço interno mais leve e propício para a cura.

Visualizar a dor se dissipando também é uma prática eficaz. Imaginar a dor se transformando em luz, sendo dissolvida e substituída por sensações de paz e bem-estar, reforça o poder da mente sobre o corpo. Essa visualização ativa o fluxo de energia positiva, contribuindo para o alívio e renovando a esperança de que a cura é possível. A energia da cura se espalha, envolvendo corpo e mente, e restaura o equilíbrio necessário para seguir adiante.

A respiração consciente surge como uma ferramenta simples, mas poderosa, para aliviar o sofrimento. Ao respirar de forma lenta e profunda, a mente se acalma e o corpo relaxa. Esse estado de serenidade reduz a tensão que muitas vezes intensifica a dor e permite que a energia vital circule livremente. Cada respiração consciente é um convite para retornar ao presente e encontrar um ponto de equilíbrio em meio ao desconforto.

Mesmo em momentos de dor, a gratidão pode ser cultivada. Encontrar razões para agradecer, mesmo diante do sofrimento, pode parecer desafiador, mas esse exercício transforma a perspectiva. A gratidão nos conecta com a abundância da vida e fortalece nossa resiliência. Reconhecer pequenos momentos de alívio, o apoio de pessoas queridas ou a simples capacidade de respirar pode trazer conforto e renovar a esperança.

Quando se trata da dor física, o Ho'oponopono pode atuar como um complemento valioso aos tratamentos médicos convencionais. Ao limpar memórias e crenças relacionadas a doenças ou lesões, contribuímos para um processo de recuperação mais harmonioso. No entanto, é essencial buscar orientação médica adequada para diagnosticar e tratar as causas físicas da dor. O Ho'oponopono, nesse contexto, auxilia na dimensão emocional e energética da cura, oferecendo suporte ao tratamento tradicional.

A dor emocional, por sua vez, muitas vezes é mais complexa e silenciosa. Sentimentos de tristeza, raiva, medo ou ansiedade podem se enraizar profundamente, tornando-se difíceis de compreender e superar. A prática do Ho'oponopono convida a olhar para essas emoções com compaixão, reconhecendo-as como oportunidades de autoconhecimento. Ao limpar memórias que sustentam essas emoções, abrimos caminho para libertar dores emocionais reprimidas e curar feridas do passado. Esse processo não apenas alivia o peso emocional, mas também promove uma sensação de leveza e liberdade.

Transcender a dor é mais do que superá-la — é transformá-la em aprendizado e crescimento. O Ho'oponopono ensina que a dor, por mais desconfortável que seja, pode se tornar um mestre, guiando-nos para uma compreensão mais profunda de nós mesmos. Esse caminho não exige pressa, mas paciência e entrega. A cura não segue uma linha reta; há avanços e recuos, momentos de alívio e de introspecção. Respeitar esse ritmo natural é fundamental para integrar as mudanças de forma duradoura.

Ao trilhar esse percurso com consciência, a dor deixa de ser um obstáculo e passa a ser um portal para o autoconhecimento. O sofrimento se transforma em oportunidade, e cada desafio vencido fortalece a confiança na própria capacidade de superação. A prática constante do Ho'oponopono permite dissolver as camadas de dor acumuladas ao longo do tempo, substituindo-as por sentimentos de amor, gratidão e paz. Esse estado de harmonia interior não significa ausência total de dor, mas sim a presença de uma serenidade que suaviza qualquer desconforto.

Nesse processo, o amor-próprio se revela como a base da transformação. Ao nutrir esse amor por si mesmo, cria-se um ambiente interno onde a cura pode florescer naturalmente. A dor perde sua força quando é acolhida com compreensão e dissolvida com gentileza. Assim, a jornada de cura se transforma em um caminho de renovação e crescimento, onde cada passo é guiado pela sabedoria interna.

Ao alcançar esse estado de plenitude, compreende-se que a verdadeira cura não é apenas a eliminação da dor, mas a integração de todas as experiências vividas. A cura é a presença plena de amor, gratidão e equilíbrio. É viver com leveza e propósito, reconhecendo que cada desafio superado molda um ser mais resiliente e consciente. Com o Ho'oponopono como aliado, a dor se dissolve, e um novo capítulo de paz e renovação se inicia, conduzindo a uma vida mais autêntica e harmoniosa.

Esse processo de transcendência não significa negar ou minimizar a dor, mas integrá-la como parte essencial da jornada. Cada desconforto carrega em si uma mensagem valiosa, e ao ouvir atentamente esses sinais, podemos direcionar nossas ações para a cura verdadeira. O Ho'oponopono atua como uma ponte entre a dor e a sabedoria, guiando-nos com suavidade para liberar o que já não nos serve e acolher novas perspectivas de equilíbrio e bem-estar. Esse caminho é um convite para confiar na própria capacidade de regeneração e permitir que o amor-próprio seja a base para a transformação.

À medida que nos aprofundamos nessa prática, percebemos que a cura não ocorre de forma linear. Há momentos de avanço e de pausa, ambos igualmente importantes. Respeitar esse ritmo é essencial para consolidar mudanças duradouras. O Ho'oponopono nos lembra de sermos pacientes conosco mesmos, compreendendo que cada passo dado em direção ao alívio da dor contribui para a construção de um estado de serenidade interior. Assim, a jornada de cura se torna mais leve e consciente, permitindo que a paz floresça gradualmente.

Com essa compreensão ampliada, a dor deixa de ser um obstáculo e passa a ser um portal para o autoconhecimento. Ao praticar o Ho'oponopono com sinceridade e constância, abrimos espaço para que a harmonia se estabeleça em todas as áreas da vida. A cura, então, não é apenas a ausência de sofrimento, mas a presença plena de amor, gratidão e equilíbrio. Nesse estado de plenitude, somos capazes de acolher a vida com mais leveza e propósito, encerrando o ciclo da dor e iniciando um novo capítulo de paz e renovação.

Capítulo 23
Transformando a Energia do Fogo

A raiva manifesta-se como uma força intensa e instintiva, capaz de despertar reações profundas e imediatas. Essa energia, quando compreendida e direcionada de forma consciente, revela-se como um recurso valioso para o crescimento pessoal e a transformação interior. No contexto do Ho'oponopono, essa emoção não é considerada um obstáculo a ser evitado, mas uma expressão legítima da experiência humana que carrega consigo uma mensagem importante. Reconhecer a raiva como uma oportunidade de autoconhecimento e cura permite que ela seja utilizada de maneira construtiva, abrindo espaço para mudanças significativas na forma como nos relacionamos com nós mesmos e com os outros.

Compreender a raiva envolve perceber que ela surge como um alerta diante de situações que ameaçam nossos valores, limites ou expectativas. Essa percepção nos convida a refletir sobre as origens dessa emoção, identificando memórias e crenças que podem estar enraizadas em experiências passadas. Ao acolher a raiva sem julgamento, torna-se possível acessar camadas mais profundas da consciência, onde estão armazenados padrões emocionais que influenciam nossas reações.

Assim, o Ho'oponopono surge como uma prática eficaz para dissolver esses bloqueios, favorecendo a liberação de ressentimentos e a restauração do equilíbrio emocional.

Canalizar a raiva de forma positiva demanda coragem e presença. Quando essa energia é transformada, ela impulsiona ações assertivas, fomenta a busca por soluções e fortalece a capacidade de estabelecer limites saudáveis. Esse processo não significa suprimir ou negar a raiva, mas permitir que ela seja sentida, compreendida e transmutada em força criativa. A partir dessa perspectiva, a raiva deixa de ser uma chama descontrolada e passa a ser um fogo que ilumina o caminho para a autoconsciência, a responsabilidade emocional e a construção de relações mais autênticas e harmoniosas.

A raiva, muitas vezes encarada como uma emoção negativa e indesejada, é, na verdade, uma expressão legítima e poderosa da experiência humana. Ela surge como um alarme emocional, sinalizando que nossos limites foram ultrapassados, nossos valores foram desrespeitados ou nossas expectativas foram frustradas. Esse fogo interno, quando compreendido e acolhido com consciência, tem o potencial de se transformar em uma força criativa e transformadora. No contexto do Ho'oponopono, a raiva não é vista como algo a ser reprimido ou negado, mas como uma oportunidade de autoconhecimento e cura. É através desse olhar mais profundo que podemos utilizar essa energia intensa de forma construtiva, direcionando-a para a criação de mudanças positivas e o fortalecimento do equilíbrio emocional.

Compreender a natureza da raiva exige uma abordagem cuidadosa e consciente. Essa emoção não surge sem razão; ela é resultado de gatilhos internos e externos que muitas vezes estão enraizados em memórias passadas e crenças limitantes. Quando identificamos esses gatilhos, podemos perceber que muitas reações de raiva não estão relacionadas apenas ao presente, mas são ecos de experiências não resolvidas. O Ho'oponopono oferece uma prática profunda para acessar essas camadas ocultas da mente, permitindo que padrões emocionais antigos sejam dissolvidos. Ao acolher a raiva sem julgamento, tornamo-nos capazes de reconhecer suas raízes e iniciar o processo de limpeza e libertação dessas memórias que nos aprisionam.

Transformar a energia da raiva em algo positivo exige coragem para olhar para dentro e responsabilidade para agir com consciência. Esse processo começa com a observação atenta dessa emoção. Quando a raiva surge, é fundamental pausar e refletir: O que exatamente despertou essa sensação? Quais pensamentos a acompanham? Como ela se manifesta fisicamente em meu corpo? Esse exercício de autopercepção nos afasta das reações automáticas e nos aproxima de uma compreensão mais clara do que realmente está acontecendo dentro de nós. A partir dessa clareza, podemos decidir conscientemente como lidar com essa energia de forma saudável.

Assumir a responsabilidade pela própria raiva não é um ato de culpa, mas de empoderamento. Reconhecer que somos os criadores das nossas respostas emocionais nos devolve o poder de escolher como reagir diante das situações que nos desafiam. Isso não significa aceitar comportamentos desrespeitosos ou injustiças, mas compreender que podemos escolher a forma mais assertiva e respeitosa de expressar nossos sentimentos e estabelecer limites. O Ho'oponopono nos lembra de que temos o poder de transformar a raiva, e não de ser controlados por ela.

A prática das quatro frases do Ho'oponopono — "Sinto muito. Me perdoe. Te amo. Sou grato." — é uma ferramenta poderosa para iniciar essa transformação. Ao direcionar essas palavras para as situações que provocaram a raiva, para as pessoas envolvidas ou mesmo para nós mesmos, começamos a limpar as memórias e emoções negativas que alimentam esse sentimento. Esse processo não apaga o que aconteceu, mas liberta o peso emocional associado, permitindo-nos agir com mais clareza e serenidade.

Expressar a raiva de forma saudável é outro passo essencial nessa jornada. Ao invés de reprimi-la ou explodi-la de maneira descontrolada, podemos canalizá-la por meio de diálogos assertivos, atividades físicas ou práticas criativas, como a escrita ou a arte. Essas formas de expressão não apenas liberam a energia acumulada, mas também criam oportunidades para resolver conflitos de maneira construtiva. A raiva, quando expressa com respeito e consciência, pode se transformar em uma ponte para o entendimento e a resolução de problemas.

A compaixão é uma aliada poderosa nesse processo. Cultivar compaixão por si mesmo nos permite compreender que sentir raiva não nos torna pessoas ruins ou fracas, mas humanas. Da mesma forma, estender essa compaixão aos outros nos ajuda a enxergar além das ações que nos feriram. Muitas vezes, aqueles que nos causam dor também estão lidando com suas próprias batalhas internas. Essa compreensão não justifica comportamentos prejudiciais, mas dissolve o ressentimento e abre espaço para o perdão. O perdão, nesse contexto, é um ato de libertação — não para o outro, mas para nós mesmos. Liberar a raiva é um presente que damos ao nosso próprio coração, permitindo que ele se cure e siga em paz.

Transformar a energia do fogo que a raiva representa é como aprender a domar uma chama intensa. Não se trata de apagá-la, mas de usá-la para iluminar nossos caminhos e aquecer nossas intenções. Quando canalizada de forma consciente, essa energia impulsiona mudanças, nos motiva a agir e a defender nossos direitos com respeito e firmeza. O Ho'oponopono nos ensina a transmutar essa força em algo construtivo, ajudando-nos a buscar soluções e a construir relações mais justas e harmoniosas.

Com a prática contínua do Ho'oponopono, cultivamos uma paz interior que nos permite lidar com a raiva de maneira mais equilibrada. Observar essa emoção com consciência, assumir responsabilidade pelas nossas reações e limpar as memórias que a alimentam são passos fundamentais para encontrar serenidade mesmo nos momentos mais desafiadores.

Esse caminho de autotransformação nos ensina que a raiva pode ser uma aliada poderosa quando compreendida e direcionada com sabedoria.

Esse processo, porém, é contínuo e exige paciência. A transformação da raiva não ocorre de forma imediata, mas se dá aos poucos, à medida que desenvolvemos uma relação mais consciente com nossas emoções. Cada situação desafiadora se torna uma oportunidade de aprendizado e crescimento. Ao invés de reagirmos impulsivamente, passamos a agir com propósito, estabelecendo limites saudáveis e expressando nossas necessidades de forma clara e respeitosa.

Assim, a raiva deixa de ser vista como um obstáculo e passa a ser reconhecida como uma força que pode impulsionar mudanças positivas. Quando escolhemos acolher e transmutar essa emoção com consciência, abrimos espaço para uma vida mais leve e plena. A energia antes consumida por ressentimentos e reações desmedidas é transformada em combustível para a evolução pessoal e a construção de relacionamentos mais autênticos e harmoniosos.

Desse modo, transformar a energia do fogo não significa sufocá-la, mas permitir que ela ilumine e aqueça nosso caminho. Ao praticar o Ho'oponopono com sinceridade, encontramos uma nova forma de lidar com a raiva — não como inimiga, mas como uma aliada que, quando compreendida, nos guia para uma vida mais equilibrada e consciente. Nesse processo de transmutação, cultivamos serenidade, fortalecemos nossos vínculos e construímos um caminho onde a paz interior e a clareza emocional se tornam pilares para uma existência mais autêntica e plena.

Esse caminho de autocompreensão e transformação não se constrói da noite para o dia, mas exige prática constante e paciência. Ao percebermos que a raiva é apenas uma camada superficial de emoções mais profundas, somos convidados a mergulhar nas raízes desses sentimentos e dissolver padrões antigos que já não servem mais ao nosso crescimento. O Ho'oponopono se torna, assim, uma ferramenta poderosa para essa jornada, permitindo que a energia antes consumida pela raiva seja direcionada para a criação de experiências mais positivas e conscientes.

Com o tempo, essa prática nos ensina que cada emoção tem seu propósito e que até mesmo a raiva pode ser uma aliada quando compreendida e integrada. Ao invés de reagirmos de forma impulsiva, aprendemos a agir com clareza e propósito, reconhecendo nossos limites e expressando nossas necessidades com respeito. Esse equilíbrio entre sentir e agir fortalece não apenas a relação conosco mesmos, mas também com aqueles ao nosso redor, promovendo interações mais autênticas e harmoniosas.

Dessa forma, transformar a energia do fogo não significa extingui-la, mas utilizá-la para iluminar nossos caminhos e alimentar a chama da mudança positiva. Quando escolhemos acolher e transmutar a raiva com consciência e amor, abrimos espaço para uma vida mais leve e plena, onde cada desafio é visto como uma oportunidade de evolução. Assim, seguimos adiante, com o coração mais sereno e a mente mais clara, prontos para construir relações baseadas na compreensão, no respeito e na verdadeira paz interior.

Capítulo 24
Libertando o Medo

O medo surge como uma resposta natural do ser humano diante de situações que representam ameaça ou incerteza, desempenhando um papel crucial na autopreservação. Entretanto, quando ultrapassa os limites do equilíbrio e se transforma em um sentimento persistente e desproporcional, pode limitar escolhas, bloquear oportunidades e impedir o crescimento pessoal. Essa emoção, quando não compreendida, se instala como uma barreira invisível que restringe o potencial de realização e plenitude. Reconhecer o medo como um reflexo de experiências passadas e crenças enraizadas permite enxergá-lo sob uma nova perspectiva, não como um obstáculo intransponível, mas como uma chance de transformação interior.

Aprofundar-se na origem do medo é fundamental para dissolver suas raízes. Muitas vezes, ele se manifesta de forma sutil, mascarando-se de insegurança, procrastinação ou autossabotagem. Essa emoção pode ter sido alimentada por memórias antigas, traumas não resolvidos ou influências externas que consolidaram padrões de limitação. Ao trazer à luz essas camadas ocultas, torna-se possível questionar a veracidade dessas percepções e iniciar um processo de cura emocional.

Esse movimento interno de investigação permite ressignificar o medo, acolhendo-o com compreensão e direcionando sua energia para o fortalecimento pessoal.

Transformar o medo em coragem exige disposição para enfrentar o desconforto e romper com ciclos automáticos de evasão. Esse processo envolve desenvolver a autoconfiança, reconhecendo a própria capacidade de superar desafios e construir novos caminhos. Cada pequena ação tomada em direção ao enfrentamento do medo reforça a confiança interna e abre espaço para novas possibilidades. Assim, a emoção que antes paralisava passa a ser um impulso para o autodesenvolvimento, libertando a mente e o coração para viver de forma autêntica e plena.

O medo, em sua essência, é uma emoção profundamente enraizada na natureza humana, projetada para proteger e preservar a vida. Ele atua como um sinal de alerta diante de situações que representam perigo ou incerteza, despertando atenção e cautela. Contudo, quando esse mecanismo de defesa se intensifica de forma desproporcional, ele deixa de cumprir seu papel protetivo e passa a limitar escolhas, bloquear oportunidades e restringir o crescimento pessoal. Nesses momentos, o medo se transforma em uma prisão invisível, alimentada por experiências passadas, traumas não resolvidos e crenças limitantes que, silenciosamente, conduzem nossas decisões e comportamentos.

Reconhecer o medo não como um inimigo, mas como uma manifestação de aspectos internos que precisam ser compreendidos e curados, é o primeiro passo para a libertação. Muitas vezes, ele se disfarça de insegurança, procrastinação ou autossabotagem, mascarando suas raízes mais profundas. Olhar para essa emoção com honestidade e curiosidade permite desvendar as camadas ocultas que sustentam o medo, questionando a veracidade dessas percepções e abrindo espaço para a cura emocional. Esse movimento interno é essencial para ressignificar o medo, acolhendo-o com compreensão e transformando sua energia paralisante em força vital para o crescimento.

Transformar o medo em coragem exige disposição para enfrentar o desconforto e romper com ciclos automáticos de evasão. Esse processo começa com a autoconsciência, que nos permite observar as situações que despertam o medo, identificar as sensações físicas que o acompanham e reconhecer os pensamentos que alimentam essa emoção. Essa análise cuidadosa revela padrões emocionais que muitas vezes foram formados por vivências passadas, mas que continuam influenciando o presente. Ao trazer à luz essas conexões, inicia-se um processo de desconstrução dessas crenças, permitindo que sejam substituídas por percepções mais positivas e fortalecedoras.

A prática do Ho'oponopono surge como uma poderosa ferramenta nesse caminho de libertação. Suas quatro frases — "Sinto muito. Me perdoe. Te amo. Sou grato." — são simples, mas profundamente transformadoras. Ao direcioná-las para as situações que despertam medo, para as pessoas envolvidas ou para si mesmo, inicia-se uma limpeza das memórias e crenças que alimentam essa emoção. Esse ato de purificação emocional não busca apagar o medo, mas compreendê-lo e dissolver as amarras que o mantêm ativo. A cada repetição dessas palavras, o peso do medo se suaviza, dando lugar à leveza da aceitação e da coragem.

Visualizar-se enfrentando os próprios medos com confiança e determinação também fortalece esse processo. A mente tem o poder de moldar a realidade, e ao criar imagens mentais de superação, o subconsciente começa a aceitar a possibilidade de mudança. Imaginar-se atravessando desafios, conquistando objetivos e vivendo com liberdade reprograma a mente para agir com mais segurança. Esse exercício contínuo reforça a autoconfiança, tornando o enfrentamento de situações desafiadoras mais natural e menos assustador.

Afirmações positivas são outro recurso poderoso para dissolver o medo. Frases como "Eu sou corajoso e resiliente", "Eu confio na minha capacidade de superar desafios" ou "Eu mereço viver com liberdade e alegria" funcionam como mantras que reprogramam o subconsciente. Repeti-las diariamente fortalece a mente e enfraquece as crenças limitantes, criando uma nova base interna de segurança e confiança. Essas afirmações, quando alinhadas com ações concretas, aceleram o processo de transformação.

No entanto, a verdadeira superação do medo exige ação. Não basta compreender ou visualizar a coragem; é necessário colocá-la em prática. Isso pode começar com pequenos passos: falar em público por poucos minutos, enfrentar uma conversa difícil, experimentar algo novo. Cada pequena vitória sobre o medo reforça a autoconfiança e amplia a percepção de que é possível ir além das limitações autoimpostas. Esse ciclo positivo de enfrentamento e conquista gradualmente enfraquece o medo, até que ele perca seu poder de paralisar.

A compaixão desempenha um papel crucial nesse processo. Ter compaixão por si mesmo é entender que sentir medo não é sinal de fraqueza, mas uma parte natural da jornada humana. É permitir-se errar, recuar quando necessário e avançar quando possível, sem julgamentos ou cobranças excessivas. Essa gentileza consigo mesmo torna a caminhada mais leve, pois reconhece que cada passo dado, por menor que seja, é uma demonstração de coragem. Estender essa compaixão aos outros também dissolve ressentimentos e amplia a compreensão de que todos enfrentam seus próprios medos.

Perdoar a si mesmo pelas vezes em que o medo impediu o avanço também é fundamental. O perdão libera o peso da culpa e cria espaço para novas tentativas. Ele permite que o passado seja visto como aprendizado, não como prisão. Perdoar também aqueles que, de alguma forma, contribuíram para a formação de medos e inseguranças é um ato de libertação, pois retira deles o poder sobre nossas emoções. Esse movimento de perdão abre caminho para a cura e para o florescimento de uma vida mais leve e autêntica.

Com o tempo e a prática constante, o medo deixa de ser um obstáculo e se torna um guia silencioso, apontando áreas que precisam de atenção e crescimento. Ele passa a ser visto como um sinal de onde há espaço para evolução, não como uma barreira intransponível. Esse entendimento transforma completamente a relação com o medo, permitindo que ele seja acolhido e integrado, ao invés de combatido ou evitado. Assim, a energia antes consumida pela evasão é redirecionada para o autodesenvolvimento e a expansão pessoal.

Essa jornada de libertação não significa ausência de desafios, mas a construção de uma nova postura diante deles. A prática do Ho'oponopono, associada ao cultivo da autoconfiança, fortalece a resiliência emocional, ampliando a compreensão de que cada obstáculo contém uma oportunidade de crescimento. A vida passa a ser vivida com mais leveza, autenticidade e propósito, pois o medo, antes opressor, agora é visto como uma oportunidade de evolução e fortalecimento.

Com o coração mais leve e a mente aberta, torna-se possível abraçar o desconhecido com coragem e curiosidade. A verdadeira liberdade não está na ausência de riscos, mas na confiança de que cada passo é guiado pela sabedoria interior. A partir dessa perspectiva, o medo se dissolve diante da clareza de quem escolhe viver plenamente, permitindo que cada experiência, positiva ou desafiadora, contribua para a construção de uma jornada rica, significativa e repleta de autenticidade. Assim, libertar-se do medo é, acima de tudo, permitir-se viver com plenitude, expandindo os próprios horizontes e abraçando todas as possibilidades que a vida tem a oferecer.

Ao trilhar esse caminho de autoconhecimento e cura, percebe-se que o medo deixa de ser um fardo e se transforma em um guia silencioso, apontando áreas que necessitam de atenção e cuidado. Cada enfrentamento, por menor que seja, representa uma vitória sobre as limitações internas e reforça a conexão com a própria essência. Assim, o processo de libertação se torna contínuo, permitindo que novas possibilidades floresçam onde antes havia apenas estagnação e insegurança.

Esse movimento de expansão interior não significa ausência de desafios, mas uma nova postura diante deles. A prática constante do Ho'oponopono, aliada ao cultivo da autoconfiança, fortalece a resiliência emocional e amplia a compreensão de que cada obstáculo carrega em si uma oportunidade de crescimento. A vida passa a ser vivida com mais leveza, autenticidade e propósito, pois o medo, antes opressor, agora serve como um lembrete da capacidade infinita de adaptação e superação.

Com o coração mais leve e a mente aberta, torna-se possível abraçar o desconhecido com coragem e curiosidade. A liberdade conquistada não reside na ausência de riscos, mas na confiança inabalável de que cada passo é guiado pela sabedoria interior. Assim, o medo se dissolve diante da clareza de quem escolhe viver plenamente, permitindo que cada experiência contribua para a construção de uma jornada rica, significativa e repleta de autenticidade.

Capítulo 25
Ansiedade: Acalmando a Mente

A mente inquieta, dominada por pensamentos acelerados e preocupações constantes, reflete um estado de alerta contínuo que desgasta o equilíbrio emocional e físico. A ansiedade surge nesse cenário como uma resposta automática, muitas vezes desproporcional, que consome energia vital e impede a vivência plena do presente. Esse fluxo incessante de pensamentos antecipatórios cria um ciclo de tensão que fragiliza a capacidade de lidar com os desafios diários. Reconhecer a ansiedade como uma manifestação de memórias e crenças limitantes permite iniciar um processo de transformação interna, no qual é possível desacelerar a mente e restaurar a tranquilidade.

A compreensão profunda da ansiedade revela que ela não é um obstáculo intransponível, mas um sinal de que aspectos emocionais não resolvidos estão pedindo atenção. A partir desse entendimento, torna-se viável acessar as raízes dessa inquietação, identificando padrões de pensamento e emoções reprimidas que sustentam esse estado mental. Essa abordagem consciente abre espaço para questionar a origem dessas preocupações, dissolvendo gradualmente o impacto que exercem sobre a mente e o corpo. Assim, é possível quebrar o ciclo da ansiedade e reconstruir uma base de serenidade e confiança.

Ao adotar práticas que favorecem a conexão com o momento presente, a mente naturalmente desacelera, permitindo que o corpo relaxe e as emoções se estabilizem. Técnicas de respiração profunda, meditação guiada e afirmações positivas são recursos eficazes para reconduzir a mente ao equilíbrio. Essas práticas, quando realizadas com regularidade, fortalecem a capacidade de observar os pensamentos sem se deixar envolver por eles, promovendo uma sensação duradoura de calma e clareza mental. Esse processo contínuo de autocuidado não apenas alivia a ansiedade, mas também amplia a consciência sobre si mesmo, criando um ambiente interno propício ao bem-estar e à harmonia.

A ansiedade se manifesta como uma corrente constante de pensamentos acelerados e emoções intensas, criando um estado de alerta contínuo que desgasta tanto a mente quanto o corpo. Esse turbilhão mental, alimentado por preocupações sobre o futuro ou por lembranças do passado, interfere diretamente na capacidade de viver o presente com plenitude. A mente inquieta, repleta de incertezas e receios, desencadeia reações físicas e emocionais que afetam o bem-estar geral. Tensão muscular, insônia, irritabilidade e dificuldade de concentração são apenas alguns dos sinais de que o equilíbrio interno foi comprometido. Nesse cenário, reconhecer a ansiedade como um reflexo de memórias e crenças enraizadas torna-se o primeiro passo para transformá-la e restaurar a tranquilidade interior.

Compreender que a ansiedade é uma resposta aprendida diante de situações de insegurança permite investigar suas causas mais profundas. Muitas vezes, esse estado emocional é sustentado por experiências passadas não processadas, traumas silenciosos ou padrões de pensamento negativo que se repetem ao longo do tempo. A consciência dessas raízes possibilita questionar a veracidade das crenças que alimentam o medo e a preocupação, abrindo espaço para ressignificá-las. É nesse processo de investigação e compreensão que o Ho'oponopono se apresenta como uma prática eficaz para dissolver as camadas de ansiedade, promovendo um estado de paz e equilíbrio.

O Ho'oponopono, com suas quatro frases simples — "Sinto muito. Me perdoe. Te amo. Sou grato." —, atua como uma ferramenta poderosa para limpar as memórias que sustentam a ansiedade. Ao repetir essas palavras com intenção, é possível liberar padrões emocionais que mantêm a mente presa em ciclos de preocupação. Esse processo de purificação não busca negar a ansiedade, mas acolhê-la com compaixão, permitindo que sua energia seja suavemente dissolvida. Cada repetição dessas frases aprofunda a conexão com o momento presente, reduzindo a influência de pensamentos perturbadores e criando espaço para a serenidade.

Observar a ansiedade com atenção e sem julgamento é outro passo fundamental. Identificar os gatilhos que a despertam, as sensações físicas associadas e os pensamentos que a reforçam amplia a compreensão sobre como ela opera. Esse olhar atento e compassivo ajuda a interromper o ciclo automático de reação, tornando possível responder às situações de forma mais equilibrada. Essa consciência é libertadora, pois devolve o poder de escolha sobre como lidar com as emoções, afastando a ideia de que a ansiedade tem controle absoluto sobre a vida.

    A prática da respiração consciente é uma ferramenta acessível e eficaz para acalmar a mente ansiosa. Respirar lenta e profundamente aciona o sistema nervoso parassimpático, responsável pelo relaxamento do corpo. Esse simples ato de atenção à respiração desacelera os batimentos cardíacos, reduz a tensão muscular e cria uma sensação imediata de calma. Práticas regulares de respiração consciente ajudam a interromper o fluxo de pensamentos ansiosos, trazendo a mente de volta ao presente e promovendo o equilíbrio emocional.

    Aliada à respiração, a meditação é uma prática que silencia a mente agitada e restaura a clareza interior. Dedicar alguns minutos diários à meditação guiada ou à observação da própria respiração cria um espaço de quietude, onde a ansiedade não encontra terreno para se expandir. A meditação ensina a observar os pensamentos sem se identificar com eles, permitindo que venham e vão sem causar sofrimento. Esse distanciamento saudável da mente agitada favorece a estabilidade emocional e amplia a capacidade de enfrentar desafios com mais serenidade.

    Visualizações positivas também são recursos eficazes para combater a ansiedade. Imaginar-se em ambientes tranquilos, rodeado por natureza ou envolto por luz suave, proporciona alívio imediato e condiciona a mente a buscar estados de calma. Visualizar situações desafiadoras sendo enfrentadas com confiança e equilíbrio reforça a ideia de que é possível agir com segurança mesmo diante do desconforto. Essas imagens mentais funcionam como ensaios para o cérebro, treinando-o a responder com mais tranquilidade às adversidades.

Afirmações positivas complementam esse processo de transformação. Repetir frases como "Eu sou calmo e confiante", "Eu libero a ansiedade e acolho a paz" ou "Eu confio no fluxo da vida" reprograma o subconsciente, enfraquecendo padrões de pensamento negativos. Esse hábito diário fortalece a autoconfiança e cria uma nova base interna de segurança, dissolvendo aos poucos o domínio da ansiedade.

No entanto, é a ação consciente que consolida a superação da ansiedade. Pequenos passos práticos, como organizar tarefas diárias, estabelecer prioridades ou enfrentar gradualmente situações que causam desconforto, são fundamentais para construir confiança. Cada pequena vitória reforça a percepção de que a ansiedade não tem poder absoluto e que é possível viver com mais leveza. A combinação entre autoconsciência, práticas de relaxamento e ação concreta gera um ciclo positivo de crescimento e fortalecimento emocional.

A compaixão por si mesmo é essencial nesse processo. É importante entender que sentir ansiedade não é um sinal de fraqueza, mas uma resposta natural diante de desafios. Tratar-se com gentileza, respeitar os próprios limites e reconhecer os esforços feitos para superar esse estado emocional tornam a jornada mais leve. A autocompaixão abre espaço para o acolhimento das emoções, reduzindo a autocrítica e incentivando a busca por equilíbrio de maneira mais amorosa e paciente.

Com o tempo, a prática constante do Ho'oponopono e de outras técnicas de autocuidado transforma a relação com a ansiedade. O que antes era visto como um obstáculo passa a ser reconhecido como um sinal de que algo precisa ser cuidado. Esse olhar mais compassivo e atento permite lidar com a ansiedade de forma mais equilibrada, reconhecendo que cada pensamento e emoção podem ser compreendidos, acolhidos e transformados.

Essa jornada de autoconhecimento e cura não busca eliminar totalmente a ansiedade, mas reduzir seu impacto e fortalecer a capacidade de enfrentá-la com serenidade. A cada prática, a mente se torna mais clara e focada, e o corpo responde com relaxamento e equilíbrio. A ansiedade deixa de dominar as ações e passa a ser apenas uma emoção passageira, que surge e se dissipa sem causar sofrimento prolongado.

Assim, cultivar a paz interior por meio do Ho'oponopono e de práticas de autocuidado é um compromisso diário com o próprio bem-estar. Esse caminho de amor e aceitação permite atravessar os desafios da vida com mais confiança e leveza. Ao cuidar da mente e do coração, abre-se espaço para viver com mais presença, gratidão e serenidade, construindo uma vida mais plena, equilibrada e alinhada com o verdadeiro propósito de ser.

Integrar o Ho'oponopono como prática constante permite que a jornada de autoconhecimento se torne mais profunda e significativa. Cada repetição das frases simples carrega a intenção de cura e liberação, dissolvendo camadas de emoções reprimidas e pensamentos limitantes. Esse processo gradual fortalece a resiliência emocional, oferecendo uma nova perspectiva diante dos desafios cotidianos. A ansiedade, antes vista como um obstáculo, transforma-se em um sinal de que há espaço para crescimento e evolução interior.

Com o tempo, a prática consciente dessas técnicas cria um alicerce sólido de autocontrole e serenidade. Pequenas mudanças diárias, como momentos de silêncio, respirações profundas ou simples repetições de mantras, acumulam-se em um estado mais equilibrado de ser. Essa harmonia interna reflete-se nas atitudes, nas decisões e nos relacionamentos, tornando a vida mais leve e significativa. A mente, antes dispersa e ansiosa, passa a operar com mais clareza e propósito.

Assim, cultivar a paz interior por meio do Ho'oponopono e de práticas de autocuidado é um caminho contínuo de amor e aceitação. Esse compromisso consigo mesmo permite atravessar as incertezas da vida com mais confiança, reconhecendo que cada pensamento e emoção podem ser transformados. Ao cuidar da mente e do coração, abre-se espaço para viver com mais presença, gratidão e serenidade, criando uma existência mais plena e alinhada com o verdadeiro equilíbrio.

Capítulo 26
Depressão, Autocura e Esperança

A experiência da depressão representa uma jornada desafiadora marcada por sentimentos de vazio, tristeza profunda e desconexão com a própria essência. Esse estado emocional não surge de forma repentina, mas como resultado de um acúmulo de experiências dolorosas, crenças limitantes e padrões emocionais não resolvidos. A mente passa a ser dominada por pensamentos negativos e autodepreciativos, enquanto o corpo responde com cansaço constante e perda de vitalidade. Nesse cenário, a percepção de si mesmo e do mundo se torna distorcida, obscurecendo a possibilidade de mudança e renovação. Entretanto, compreender a depressão como um sinal de desequilíbrio interno e não como uma fraqueza pessoal é o primeiro passo para trilhar um caminho de cura e reconexão com a vida.

A autocura começa com a aceitação do próprio sofrimento e com a disposição de olhar para dentro, reconhecendo as feridas emocionais que precisam ser cuidadas. Esse processo envolve acolher a própria vulnerabilidade com gentileza, permitindo-se sentir sem julgamentos. A autocompaixão torna-se um alicerce essencial nessa jornada, pois fortalece a capacidade de cuidar de si mesmo com paciência e amor. Cada pequeno passo dado em direção ao bem-estar é uma vitória, mesmo que discreta, e deve ser reconhecido como parte de um movimento contínuo de transformação. A partir dessa perspectiva, é possível libertar-se gradualmente das amarras emocionais e abrir espaço para a renovação da esperança.

    Ao cultivar práticas que favoreçam o equilíbrio emocional e a reconexão com a própria essência, a luz interior começa a se expandir, dissipando lentamente a escuridão. A busca por pequenas fontes de gratidão no cotidiano, o fortalecimento de vínculos afetivos e o cuidado com o corpo e a mente contribuem significativamente para restaurar o bem-estar. A jornada de superação da depressão exige tempo, paciência e persistência, mas também revela a força interior capaz de conduzir à renovação. Nesse processo, a esperança renasce, trazendo consigo a possibilidade de uma vida mais leve, autêntica e plena de significado.

    A depressão, muitas vezes descrita como uma sombra que se instala na alma, manifesta-se de maneiras variadas e sutis, atingindo tanto o corpo quanto a mente. Não se resume apenas a um sentimento passageiro de tristeza, mas se aprofunda em uma perda de interesse por atividades antes prazerosas, acompanhada por uma fadiga persistente que parece esgotar qualquer vontade de agir. A concentração torna-se um desafio diário, enquanto o apetite e o sono se desregulam, ampliando a sensação de desconexão com o próprio corpo. Pensamentos negativos surgem com frequência, alimentando sentimentos de culpa e inutilidade que isolam ainda mais o indivíduo de suas relações sociais.

Esse ciclo silencioso afeta não só quem o vivencia, mas também as pessoas ao redor, que muitas vezes não compreendem a profundidade desse sofrimento invisível.

Dentro desse cenário desolador, a prática ancestral do Ho'oponopono surge como uma proposta de reconciliação e cura interior. Mais do que um simples ritual, esse ensinamento havaiano convida à reflexão de que a depressão não deve ser vista como uma fraqueza ou uma falha de caráter. Pelo contrário, ela pode ser entendida como um pedido urgente de cura, uma convocação para voltar o olhar para dentro e identificar memórias e crenças que aprisionam a mente na escuridão. Ao adotar essa perspectiva, a prática do Ho'oponopono se torna uma ferramenta de libertação, oferecendo a possibilidade de romper com o ciclo de dor emocional e reencontrar a luz da esperança que, embora enfraquecida, jamais se extingue completamente.

No entanto, é importante compreender que o Ho'oponopono não substitui o tratamento médico convencional. O cuidado com a saúde mental exige a participação ativa de profissionais especializados, como psicólogos, psiquiatras e terapeutas, que podem oferecer diagnóstico adequado e intervenções terapêuticas eficazes. Ainda assim, o Ho'oponopono pode atuar como um complemento valioso nesse processo, auxiliando na autocura e suavizando sintomas, ao mesmo tempo em que fortalece a conexão com a própria essência e reaviva a alegria de viver.

A prática do Ho'oponopono se estrutura em pilares que favorecem a autocura e a superação da depressão. O primeiro deles é a responsabilidade. Assumir a responsabilidade pela própria cura não significa carregar o peso da culpa, mas reconhecer que, mesmo em meio ao sofrimento, há um poder pessoal de transformação. É um convite para perceber que, apesar das adversidades, existe a possibilidade de moldar a própria realidade e buscar a felicidade de maneira ativa. Esse passo é essencial, pois desperta a consciência de que pequenas mudanças podem desencadear grandes transformações.

Outro aspecto fundamental é a autocompaixão. Cultivar uma postura de carinho e compreensão consigo mesmo permite reconhecer a dor sem julgamentos e oferecer a si próprio o cuidado necessário para a recuperação. A autocompaixão é um alicerce que sustenta a jornada de cura, ajudando a dissolver pensamentos autodepreciativos e permitindo a construção de um espaço interno mais acolhedor e seguro. Esse processo não exige grandes gestos, mas começa com atitudes simples, como respeitar os próprios limites e validar cada conquista, por menor que seja.

A limpeza de memórias é um dos pontos centrais do Ho'oponopono. Através das quatro frases — "Sinto muito. Me perdoe. Te amo. Sou grato." — inicia-se um diálogo interno de aceitação e liberação. Essas palavras, quando direcionadas aos pensamentos negativos e aos sentimentos de tristeza, culpa e inutilidade, têm o poder de suavizar o peso das experiências passadas. A repetição consciente dessas frases atua como uma chave que destranca portas trancadas pela dor, permitindo que emoções reprimidas sejam acolhidas e transformadas. É um processo delicado e gradual, mas profundamente eficaz na dissolução de padrões emocionais que alimentam a depressão.

A gratidão, muitas vezes negligenciada durante períodos de sofrimento, revela-se uma ferramenta poderosa de reconexão com a vida. Encontrar pequenos motivos para ser grato — seja por um raio de sol que aquece a pele, pelo aroma do café pela manhã ou pelo conforto de um abraço — resgata a capacidade de perceber a beleza que ainda existe ao redor. A prática diária da gratidão não elimina a dor imediatamente, mas amplia a percepção de que, mesmo em meio à escuridão, há faíscas de luz que podem ser cultivadas. Essa mudança de foco não só fortalece a resiliência emocional como também nutre a esperança de dias mais leves.

Reconhecer a própria essência divina é outro passo essencial na prática do Ho'oponopono. Independentemente do sofrimento enfrentado, existe uma luz interior que permanece intacta, esperando ser redescoberta. Conectar-se com essa centelha divina não exige crenças específicas, mas sim a aceitação de que há algo maior sustentando a própria existência. Ao permitir que essa luz interior guie o processo de cura, cria-se uma base sólida para enfrentar os desafios com mais coragem e serenidade.

Celebrar pequenos passos é uma atitude que fortalece a jornada de cura. Cada avanço, por menor que pareça, representa uma vitória significativa. Levantar-se da cama em um dia difícil, sair para caminhar por alguns minutos ou simplesmente respirar conscientemente são gestos que demonstram força interior. Reconhecer esses progressos com gentileza e respeito reforça a percepção de que a recuperação não é linear, mas feita de momentos de avanço e recuo, todos igualmente importantes.

Buscar apoio também é um componente vital nesse caminho. A solidão agrava a dor, mas o compartilhamento de experiências pode trazer alívio e compreensão. Estar cercado por pessoas que oferecem amor genuíno ou participar de grupos de apoio proporciona um espaço seguro para expressar emoções e receber suporte. Essa rede de acolhimento não elimina a dor, mas suaviza o peso que ela impõe, criando um ambiente favorável para o florescimento da esperança.

Mesmo quando a depressão faz parecer que a felicidade é inalcançável e que a escuridão é permanente, o Ho'oponopono lembra que a luz nunca desaparece completamente. Ela pode estar escondida, enfraquecida, mas continua ali, aguardando ser acessada. O processo de cura não acontece de forma abrupta; ele se dá lentamente, passo a passo, respeitando o ritmo de cada pessoa. Permitir-se viver esse processo, com constância e delicadeza, é fundamental para abrir espaço para a renovação.

Assim, a integração de práticas como o Ho'oponopono com tratamentos médicos e apoio terapêutico constrói uma base sólida para a superação da depressão. Esse caminho permite que novas percepções floresçam, trazendo clareza onde antes havia confusão e despertando a capacidade de enxergar possibilidades onde só existiam obstáculos. Reconectar-se com a própria essência passa, também, pela apreciação das pequenas alegrias cotidianas — observar o céu, sentir a brisa, ouvir uma música acolhedora. São esses momentos simples que resgatam a sensação de pertencimento à vida.

Com o tempo, a dor cede espaço a uma compreensão mais profunda sobre si mesmo e sobre a própria trajetória. A depressão, antes percebida como um fardo insuportável, transforma-se em uma oportunidade de crescimento e reconexão. A luz interior, alimentada pela autocompaixão, pelo apoio sincero e pelo compromisso com a própria cura, torna-se uma guia suave no caminho de volta à vida. Nesse processo contínuo e delicado, a esperança renasce — não como um ideal distante, mas como uma presença real, capaz de sustentar uma vida mais leve, autêntica e cheia de propósito.

Permitir-se vivenciar o processo de cura é reconhecer que cada etapa, por mais sutil que seja, carrega um significado profundo. O caminho para sair da escuridão não exige pressa, mas sim constância e delicadeza com os próprios limites. Ao integrar práticas como o Ho'oponopono com tratamentos médicos e apoio terapêutico, constrói-se uma base sólida para a superação. Essa combinação de cuidados abre espaço para que novas percepções surjam, despertando a capacidade de enxergar possibilidades onde antes havia apenas obstáculos.

A reconexão com a própria essência também passa pelo reconhecimento das pequenas alegrias diárias. Observar o nascer do sol, sentir a brisa no rosto ou simplesmente ouvir uma música que traz conforto são gestos simples, mas poderosos, que resgatam a sensação de pertencimento à vida. Cada momento de presença genuína contribui para dissolver a sensação de isolamento e fortalece a esperança. Assim, o autocuidado deixa de ser um esforço isolado e se transforma em um fluxo contínuo de amor-próprio e renovação.

Com o tempo, a dor dá lugar a uma compreensão mais profunda de si mesmo e da própria trajetória. A depressão, antes um peso insuportável, se transforma em uma oportunidade de crescimento e reconexão. A luz interior, alimentada pela autocompaixão, pelo apoio sincero e pelo compromisso com a própria cura, guia suavemente o caminho de volta à vida. E é nesse processo, passo a passo, que renasce a esperança — não como algo distante, mas como uma presença real e constante, capaz de sustentar uma vida mais leve, autêntica e cheia de propósito.

Capítulo 27
Consolo na Dor da Perda

A dor da perda é uma experiência que toca profundamente a alma, despertando sentimentos intensos de tristeza, vazio e saudade. Quando alguém querido parte, a ausência se faz presente de maneira avassaladora, trazendo à tona a vulnerabilidade e a fragilidade da existência. Esse momento de despedida não se limita ao fim de uma convivência, mas envolve a ressignificação de laços e a adaptação a uma nova realidade. A travessia pelo luto exige delicadeza e compreensão, pois cada emoção que emerge carrega consigo a expressão do amor e da conexão vivida. Permitir-se sentir essa dor, sem resistências ou julgamentos, é um passo essencial para iniciar o processo de cura.

O caminho para encontrar consolo na dor envolve acolher as lembranças com carinho e respeito, reconhecendo que o vínculo com quem partiu permanece vivo na memória e no coração. A saudade, embora dolorosa, pode ser transformada em uma ponte que conecta o passado à continuidade da vida. Cultivar momentos de reflexão e gratidão pelos instantes compartilhados fortalece a sensação de presença, mesmo diante da ausência física. Esse processo não busca apagar a dor, mas suavizá-la com o reconhecimento de que o amor vivido transcende o tempo e o espaço, oferecendo conforto e serenidade.

Ao abraçar a própria dor com compaixão, surge a possibilidade de transformar o sofrimento em um aprendizado profundo sobre a vida, o amor e a impermanência. Esse movimento interno abre caminho para honrar a memória de quem partiu com gestos de afeto e celebração, mantendo viva a essência da relação construída. A partir dessa perspectiva, a dor da perda pode ser suavemente transformada em força, permitindo seguir adiante com coragem, esperança e a certeza de que cada história vivida permanece eternamente gravada no coração.

O luto é uma jornada silenciosa e profunda, uma travessia que exige coragem e delicadeza. Cada pessoa vivencia essa dor de forma única, com suas próprias nuances de sentimentos e pensamentos. Não há regras ou prazos para superar a perda de alguém querido. A tristeza, a saudade, a raiva, a culpa e até mesmo a confusão emergem como ondas imprevisíveis, trazendo à tona a intensidade do vínculo que existia. Permitir-se sentir essas emoções sem julgamentos é um gesto de respeito à própria dor e uma maneira de honrar o amor que foi compartilhado. O luto, afinal, não é fraqueza, mas uma expressão legítima do afeto e da conexão com quem partiu.

Dentro dessa caminhada desafiadora, a prática do Ho'oponopono surge como um farol de serenidade, iluminando o caminho da cura emocional. Essa filosofia havaiana ensina que o luto é uma oportunidade de reconciliação e de cura interior. Não se trata de esquecer ou minimizar a dor, mas de aceitar a perda como parte inevitável do ciclo da vida. Essa aceitação não implica afastar-se do amor que se sente, mas reconhecer que, embora a presença física tenha partido, o vínculo permanece vivo nas memórias e no coração. É nesse espaço íntimo que se pode encontrar consolo e iniciar o delicado processo de transformação da dor em serenidade.

Honrar a memória de quem partiu torna-se uma forma de manter viva a conexão. Guardar fotos, relembrar histórias e preservar objetos que remetem a momentos especiais são maneiras sutis de celebrar a vida e o legado deixado. Pequenos rituais, como acender uma vela em homenagem ou dedicar uma oração, ajudam a transformar a saudade em uma presença serena. Esses gestos não apagam a ausência, mas ressignificam o vazio, permitindo que o amor continue a florescer de forma silenciosa e constante.

Expressar as emoções é essencial nesse processo. Guardar a dor em silêncio pode intensificar o sofrimento, enquanto liberar sentimentos oferece espaço para a cura. Permitir-se chorar, conversar com amigos ou familiares, escrever sobre a dor em um diário ou expressá-la por meio da arte são formas de dar voz às emoções que ecoam no coração. O Ho'oponopono, com suas quatro frases — "Sinto muito. Me perdoe. Te amo. Sou grato." —, atua como uma prática de limpeza emocional. Essas palavras, repetidas com sinceridade, podem ser direcionadas ao ente querido que partiu, a si mesmo e às situações que geraram dor. Essa prática não busca apagar a lembrança, mas aliviar o peso das emoções não resolvidas.

O perdão é outro pilar importante na jornada do luto. Muitas vezes, a perda desperta sentimentos de culpa ou arrependimento por palavras não ditas ou gestos não realizados. Perdoar a si mesmo por aquilo que ficou por dizer ou fazer, assim como perdoar o ente querido por eventuais desentendimentos, é um ato de libertação. O perdão não diminui a dor da ausência, mas suaviza as arestas do sofrimento, abrindo caminho para a paz interior. Libertar-se desses pesos emocionais permite seguir em frente com mais leveza e serenidade.

A gratidão, mesmo em meio à dor, possui um poder transformador. Agradecer pelos momentos vividos, pelas risadas compartilhadas e pelas lições aprendidas fortalece o coração. Reconhecer a beleza do que foi vivido não anula a tristeza da perda, mas cria uma ponte entre a dor e a esperança. Esse sentimento de gratidão suaviza a rigidez do luto e resgata a percepção de que, apesar da ausência, o amor permanece como um elo eterno. O Ho'oponopono nos lembra que, ao cultivar a gratidão, fortalecemos a conexão com o amor que transcende a despedida.

A conexão espiritual também desempenha um papel fundamental nesse processo de cura. Cada pessoa encontra conforto em diferentes formas de espiritualidade, seja por meio da fé, da meditação ou de práticas que alimentam a alma. Conectar-se com a própria essência divina ou com crenças pessoais oferece amparo em momentos de fragilidade. Esse contato íntimo com o sagrado pode trazer respostas, conforto e, principalmente, a sensação de que a jornada da vida não termina com a morte. A espiritualidade se torna uma fonte de consolo, lembrando que a existência é contínua e que o amor não conhece limites.

Celebrar a vida de quem partiu é uma maneira de honrar sua memória com alegria e respeito. Plantar uma árvore em homenagem, dedicar momentos de reflexão ou até mesmo ajudar alguém em nome do ente querido são formas de manter o amor em movimento. Esses gestos simples, mas profundos, transformam a dor da ausência em um legado de carinho e significado. Eles mostram que, embora a despedida tenha sido inevitável, o impacto de quem partiu continua a reverberar no mundo por meio de ações concretas e amorosas.

É fundamental lembrar que o luto não precisa ser enfrentado sozinho. Buscar apoio em amigos, familiares ou grupos de apoio oferece um espaço seguro para compartilhar a dor e encontrar compreensão. Profissionais especializados, como psicólogos e terapeutas, podem auxiliar na compreensão e no acolhimento das emoções, oferecendo ferramentas para lidar com o sofrimento. A escuta atenta e o suporte de quem compreende a profundidade dessa dor são essenciais para atravessar o luto com mais resiliência.

O Ho'oponopono convida à reflexão de que o luto, por mais doloroso que seja, não é um fim, mas uma transição. A dor da perda nunca desaparece por completo, mas com o tempo, transforma-se. Ela pode se suavizar, tornando-se uma saudade tranquila que acompanha, mas não paralisa. O amor vivido permanece, moldando a forma como cada um escolhe seguir adiante. Esse processo contínuo de cura permite encontrar um novo significado para a ausência, onde a memória se torna inspiração e o amor se reflete em cada escolha de viver com mais presença e gratidão.

Permitir-se viver o luto com autenticidade é uma forma de honrar não apenas quem partiu, mas também a própria vida. Cada lágrima, cada silêncio e cada lembrança são parte de um ciclo natural de cura que acontece no ritmo de cada coração. Não há pressa em calar a dor, pois ela é o reflexo do amor profundo que existiu. Ao acolher essa vulnerabilidade, abre-se espaço para que a saudade se transforme em uma presença suave, que inspira novos caminhos.

Assim, a dor da perda pode, com o tempo, ser suavizada por gestos de amor e compreensão. Plantar uma árvore em homenagem, escrever cartas ou simplesmente reservar momentos de silêncio são maneiras de manter viva a conexão com quem partiu. Esses rituais não anulam a ausência, mas ajudam a ressignificá-la, permitindo que a vida siga com mais leveza. O Ho'oponopono, nesse contexto, serve como um lembrete constante de que o amor não se desfaz com a despedida; ele se transforma e continua a habitar nossos corações.

Encontrar consolo na dor da perda é compreender que a vida é feita de encontros e despedidas, mas também de laços que o tempo não rompe. Honrar quem partiu é também honrar a si mesmo, permitindo-se viver com autenticidade, leveza e gratidão. E, nesse processo, a esperança renasce como uma luz suave, guiando o coração e dando sentido às novas etapas que se desdobram no caminho. O amor vivido permanece, eterno e silencioso, como um farol que ilumina e orienta, mesmo nas noites mais escuras.

Permitir-se viver o luto com autenticidade é um ato de amor-próprio e de respeito à história compartilhada com quem partiu. Cada lágrima derramada, cada silêncio profundo e cada lembrança resgatada fazem parte de um processo de cura que acontece no tempo de cada um. Não há pressa em silenciar a dor, pois ela carrega a profundidade do vínculo e a importância de quem foi perdido. Ao aceitar essa vulnerabilidade, abre-se espaço para que a saudade se transforme gradualmente em uma presença serena, que acompanha e inspira novos caminhos.

Com o passar do tempo, pequenos gestos podem se tornar poderosos rituais de reconexão com a memória de quem partiu. Plantar uma árvore, escrever cartas, ou simplesmente dedicar momentos de reflexão são formas sutis, mas significativas, de manter vivo o amor e a gratidão. Essas práticas não anulam a ausência, mas ajudam a ressignificá-la, permitindo que a vida siga em frente com mais leveza. O Ho'oponopono, nesse contexto, atua como um lembrete constante de que o amor não se desfaz com a despedida, mas se transforma e continua a florescer dentro de nós.

Assim, encontrar consolo na dor da perda é compreender que o ciclo da vida envolve encontros e despedidas, mas também eternas conexões que não se rompem com o tempo. Honrar quem partiu é também honrar a própria vida, permitindo-se viver com autenticidade, leveza e gratidão. E, nesse processo, a esperança renasce, trazendo consigo a certeza de que o amor vivido permanece como uma luz suave que guia o coração, dando sentido às novas etapas que se desdobram no caminho.

Capítulo 28
Libertando-se das Amarras do Passado

O perdão se revela como uma força transformadora capaz de dissolver as barreiras emocionais que mantêm as pessoas presas a dores passadas. Trata-se de um ato profundo de amor e compaixão, que permite a libertação de ressentimentos, culpas e mágoas acumuladas ao longo do tempo. Ao adotar o perdão como prática consciente, ocorre a liberação de cargas emocionais que impedem o crescimento pessoal e a conquista de uma vida mais leve e plena. Esse processo não exige a aprovação ou a compreensão de terceiros, mas sim um compromisso pessoal com a própria cura e evolução. Reconhecer a importância do perdão é o primeiro passo para desfazer os nós que nos conectam a experiências dolorosas, permitindo que a paz e a harmonia fluam livremente em todos os aspectos da vida.

A decisão de perdoar implica coragem para revisitar sentimentos profundos e olhar para si mesmo com honestidade e compaixão. Esse movimento interno promove a aceitação das imperfeições humanas e a compreensão de que erros fazem parte do aprendizado. Ao permitir que o perdão flua, não se nega a dor vivida, mas escolhe-se não mais alimentá-la, criando espaço para a renovação interior. Essa abertura emocional favorece a dissolução de padrões negativos e possibilita uma nova forma de se relacionar consigo mesmo e com os outros. Assim, o perdão se consolida como um pilar essencial para a reconstrução da autoestima, para o fortalecimento emocional e para a construção de relacionamentos mais saudáveis e equilibrados.

Ao integrar o perdão como prática constante, ocorre uma profunda transformação no modo como se vivenciam os desafios da vida. A leveza emocional conquistada reflete-se em atitudes mais compassivas e empáticas, ampliando a capacidade de lidar com adversidades com serenidade. Esse processo contínuo de autocura reforça a conexão com a própria essência e desperta um sentimento genuíno de gratidão pela jornada percorrida. Assim, ao escolher o caminho do perdão, abre-se a possibilidade de trilhar uma vida mais plena, repleta de amor, compreensão e liberdade emocional, onde o passado já não dita o ritmo do presente, e o futuro se constrói com mais leveza e autenticidade.

Libertar-se das amarras do passado é um processo profundo de transformação que exige coragem, paciência e compaixão. O perdão, nesse contexto, surge como uma chave essencial para dissolver as barreiras emocionais que mantêm as pessoas presas a mágoas, ressentimentos e culpas acumuladas ao longo da vida. Não se trata de esquecer ou justificar as dores vividas, mas de escolher conscientemente soltar o peso que impede o fluxo natural da vida. Essa decisão íntima de liberar o sofrimento permite que a paz interior e o amor próprio floresçam, criando espaço para o crescimento pessoal e a construção de uma existência mais leve e autêntica. Ao reconhecer que o perdão é um gesto de amor-próprio e não de submissão, abre-se o caminho para a verdadeira liberdade emocional.

Perdoar implica revisitar feridas profundas com honestidade e gentileza. Esse mergulho interior não nega a dor sentida, mas busca compreendê-la e ressignificá-la. É um ato de coragem olhar para os próprios erros e para as falhas alheias com a compreensão de que a imperfeição faz parte da experiência humana. Esse olhar compassivo transforma a dor em aprendizado e permite desfazer os nós que aprisionam o coração. Ao permitir que o perdão flua, deixamos de alimentar mágoas e ressentimentos, criando espaço para a renovação interior e para uma nova forma de se relacionar consigo mesmo e com o mundo.

O Ho'oponopono, uma prática havaiana de reconciliação e cura, oferece ferramentas valiosas para esse processo de libertação. Suas quatro frases — "Sinto muito. Me perdoe. Te amo. Sou grato." — são mais do que simples palavras; são um convite para limpar memórias dolorosas e restaurar o equilíbrio emocional. Quando repetidas com intenção sincera, essas frases atuam como um bálsamo para o coração ferido, dissolvendo ressentimentos e suavizando o peso do passado. O Ho'oponopono nos ensina que perdoar não exige a participação do outro, pois é um movimento interno de cura que liberta quem decide seguir em frente sem carregar mágoas.

O autoperdão é, talvez, o desafio mais profundo nessa jornada. Muitas vezes, somos nossos maiores críticos, julgando-nos com severidade por escolhas passadas, por palavras não ditas ou por atitudes que trouxeram dor a nós mesmos ou a outros. Carregar esse peso impede a evolução e o florescimento pessoal. Perdoar a si mesmo é reconhecer a própria humanidade, aceitar as limitações e entender que cada decisão foi tomada com os recursos emocionais e mentais disponíveis naquele momento. Esse ato de compaixão interna é libertador, pois permite recomeçar com leveza e com a sabedoria adquirida pelas experiências vividas.

Nos relacionamentos, o perdão desempenha um papel fundamental. Guardar ressentimentos e mágoas cria barreiras invisíveis que impedem a harmonia e o crescimento conjunto. Quando perdoamos alguém que nos feriu, não estamos apagando o que aconteceu, mas estamos escolhendo não carregar mais o peso daquela dor. Esse gesto liberta a energia estagnada e abre espaço para a reconciliação, caso ela seja possível, ou para a paz interior, mesmo que o caminho de ambos siga em direções diferentes. O perdão, nesse contexto, não exige convivência contínua com quem causou dor, mas oferece a oportunidade de seguir em frente sem o fardo da mágoa.

Ao praticar o perdão, também desenvolvemos a empatia e a compreensão. Quando reconhecemos nossas próprias falhas e nos perdoamos, nos tornamos mais compassivos com os erros alheios. Essa empatia fortalece os laços afetivos e promove relações mais saudáveis e autênticas. A partir desse ponto, construímos vínculos baseados na compreensão mútua e no respeito, tornando possível uma convivência mais harmoniosa.

Libertar-se do passado também envolve o desapego emocional. Muitas vezes, ficamos presos a situações ou pessoas por conta de expectativas não atendidas ou de dores não resolvidas. O perdão é o caminho para desfazer esses laços que nos prendem a momentos que já passaram. Ao liberar ressentimentos, abrimos espaço para novas experiências e oportunidades de crescimento. Esse desapego não significa desvalorizar o que foi vivido, mas compreender que a vida segue em constante movimento e que o presente merece ser vivido com plenitude.

O Ho'oponopono reforça que, embora o passado não possa ser mudado, a maneira como nos relacionamos com ele pode ser transformada. Ao escolhermos o perdão, reescrevemos a nossa história sob uma nova perspectiva, libertando-nos das dores antigas e criando um caminho mais leve e feliz. Esse processo de cura é contínuo e exige prática diária, mas cada passo dado representa um avanço significativo em direção à paz interior.

O perdão também nos conduz a um caminho de amor e compaixão. Não apenas pelo outro, mas principalmente por nós mesmos. É um presente silencioso e profundo que oferecemos ao nosso coração. Ao soltar as amarras da dor, abrimos espaço para a alegria, a serenidade e a plenitude. Essa escolha consciente de cultivar a paz, mesmo diante das adversidades, fortalece a alma e desperta um novo olhar sobre a vida.

Seguir em frente com o coração leve é um dos maiores presentes que podemos nos oferecer. Ao nos libertarmos das correntes do passado, criamos espaço para viver o presente de forma plena e para construir um futuro mais harmonioso. O perdão nos guia por uma jornada de autoconhecimento e de amor incondicional, onde aprendemos que a verdadeira força está em escolher a paz. Nesse caminho, cada experiência, por mais dolorosa que tenha sido, torna-se parte de um aprendizado maior que nos conduz a uma existência mais serena e autêntica.

Praticar o perdão não é um ato isolado, mas uma escolha contínua. Cada vez que optamos por perdoar, estamos reafirmando nosso compromisso com a liberdade emocional e com a nossa evolução. Esse processo nos reconecta com a nossa essência, nos tornando mais resilientes diante das adversidades e mais abertos ao amor e à alegria. Assim, o perdão se consolida como um caminho de cura profunda, que nos conduz a uma vida mais leve, verdadeira e plena.

Ao integrar o perdão como parte da nossa jornada, abrimos espaço para que o amor e a gratidão fluam livremente. Esse movimento interior nos liberta e nos fortalece, permitindo que a dor do passado não mais dite o ritmo do nosso presente. Assim, construímos um futuro repleto de possibilidades, onde cada passo é guiado pela leveza, pela compaixão e pela autenticidade. Nesse processo de libertação, encontramos não apenas a paz, mas também a oportunidade de florescer e de viver com mais verdade e profundidade.

Libertar-se das amarras do passado é reconhecer que a dor vivida não define quem somos, mas pode ser transformada em aprendizado e crescimento. O perdão não apaga o que aconteceu, mas suaviza o peso emocional que carregamos, permitindo que novas possibilidades floresçam. Ao soltar as mágoas e liberar ressentimentos, criamos espaço para reconstruir nossos caminhos com mais leveza e autenticidade. Esse movimento de desapego emocional não acontece de forma imediata, mas cada passo dado nessa direção representa um avanço significativo rumo à liberdade interior.

A prática constante do Ho'oponopono fortalece esse processo de libertação, atuando como um lembrete diário de que podemos escolher a paz ao invés da dor. Ao repetir as frases com sinceridade, gradualmente dissolvemos bloqueios internos e permitimos que o amor próprio se manifeste com mais força. Essa abertura emocional nos conecta com nossa essência mais verdadeira, nos tornando mais empáticos e compreensivos, tanto com nossas falhas quanto com as limitações alheias. Assim, o perdão deixa de ser apenas um ato isolado e se transforma em uma prática contínua de autocuidado e evolução.

Seguir em frente com o coração leve é um presente que oferecemos a nós mesmos. Quando nos libertamos das correntes do passado, abrimos caminho para viver plenamente o presente e construir um futuro mais harmonioso. O perdão nos conduz a uma jornada de autoconhecimento e amor incondicional, onde aprendemos que a verdadeira força está em escolher a paz. Nesse caminho, cada experiência se torna parte de um aprendizado maior, guiando-nos para uma vida mais serena, autêntica e profundamente conectada com o agora.

Capítulo 29
Conectando-se com a Essência Divina

A conexão com a essência divina é uma jornada de autodescoberta e integração profunda com a força criadora que permeia o universo. Essa conexão transcende crenças religiosas e dogmas, permitindo que cada indivíduo reconheça a presença do divino em si mesmo e nos outros. Trata-se de compreender que somos partes de um todo maior, interligados por uma energia sutil que orienta a vida e sustenta a existência. Ao nos abrir para essa consciência, despertamos para a sabedoria interior, ampliamos nossa percepção sobre a realidade e nos harmonizamos com as leis naturais e espirituais que regem o cosmos. Essa integração proporciona equilíbrio emocional, clareza mental e serenidade diante dos desafios, favorecendo uma vida guiada pelo amor, pela compaixão e pela gratidão.

Essa conexão com a essência divina não exige rituais complexos ou práticas rígidas; ela se manifesta por meio de atitudes simples, mas profundas, como o cultivo do silêncio interior, a escuta da intuição e a prática constante do perdão. Ao acessar esse estado de presença consciente, abrimos espaço para a cura interior e para a reconciliação com todas as partes de nós mesmos. Essa integração nos leva a reconhecer que cada experiência vivida, seja de dor ou de alegria, faz parte de um processo maior de aprendizado e evolução. Assim, a busca por essa conexão se transforma em um caminho de autotransformação, no qual se dissolve a ilusão da separação e se fortalece o senso de unidade com tudo o que existe.

Ao nos alinharmos com essa dimensão espiritual, desenvolvemos a capacidade de viver com mais autenticidade e propósito. Passamos a compreender que nossas ações, pensamentos e sentimentos reverberam no coletivo, influenciando não apenas nossa própria vida, mas também o ambiente ao nosso redor. Essa consciência nos impulsiona a agir com responsabilidade, empatia e generosidade, contribuindo para a construção de um mundo mais harmônico. A partir dessa conexão, floresce uma compreensão mais profunda sobre o sentido da existência, permitindo que a vida seja guiada pela sabedoria do coração e pela certeza de que somos co-criadores de nossa realidade. Assim, ao fortalecer esse vínculo com a essência divina, abrimos caminhos para uma existência mais plena, leve e em sintonia com o fluxo natural da vida.

A conexão com a essência divina é uma jornada de retorno ao que há de mais autêntico e verdadeiro dentro de nós. Esse caminho não exige crenças rígidas ou práticas complexas, mas sim uma abertura sincera para reconhecer a presença do sagrado em tudo o que existe. Trata-se de perceber que somos partes inseparáveis de uma grande teia de vida, sustentados por uma energia universal que nos envolve e nos atravessa. Ao nos alinharmos com essa força criadora, somos convidados a mergulhar no autoconhecimento e a compreender que cada experiência vivida, seja de dor ou de alegria, é parte de um processo contínuo de aprendizado e evolução. Esse despertar nos conduz a uma vida mais leve, onde a paz interior e a harmonia com o mundo ao nosso redor se tornam naturais.

A espiritualidade, nesse contexto, deixa de ser um conceito distante para se tornar uma vivência diária. O simples ato de silenciar a mente e ouvir a própria intuição já representa um passo em direção a essa conexão. Pequenas práticas, como momentos de reflexão, gestos de gratidão ou a observação atenta da natureza, nos aproximam dessa energia divina que habita cada ser. Nessa busca, reconhecemos que o divino não está fora de nós, mas pulsa em nosso interior, guiando nossas ações e decisões. Ao permitir que essa presença se manifeste, passamos a agir com mais compaixão, responsabilidade e amor, tanto por nós mesmos quanto pelos outros.

O Ho'oponopono, como prática espiritual, oferece uma ponte para essa reconexão. Suas quatro frases — "Sinto muito. Me perdoe. Eu te amo. Sou grato." — são ferramentas poderosas de limpeza e realinhamento com a nossa essência divina. Cada palavra, quando proferida com sinceridade, dissolve bloqueios emocionais e energéticos, abrindo espaço para a paz interior. Essa prática nos ensina que somos co-criadores da nossa realidade e que, ao assumirmos responsabilidade por nossos pensamentos e emoções, podemos transformar a nossa vida. O Ho'oponopono nos lembra que, ao curarmos a nós mesmos, também contribuímos para a cura do coletivo, pois tudo está interligado.

Expandir a consciência é outro passo fundamental nessa jornada espiritual. Compreender que fazemos parte de um todo maior nos liberta da ilusão da separação e fortalece o senso de unidade. Passamos a perceber que nossas ações reverberam além de nós mesmos, influenciando o ambiente e as pessoas ao nosso redor. Essa percepção nos conduz a agir com mais empatia e generosidade, reconhecendo que cada escolha tem impacto no equilíbrio da vida. Viver em harmonia com as leis espirituais — como a lei do amor, da gratidão e da causa e efeito — nos guia a uma existência mais consciente e alinhada com os princípios que regem o universo.

Essa conexão profunda também nos desperta para o propósito de vida. A partir do momento em que nos sintonizamos com a nossa essência, surge uma clareza sobre o papel que desempenhamos no mundo. Esse propósito não precisa ser grandioso ou extraordinário; ele se revela nos pequenos gestos de cuidado, nas palavras de afeto e nas escolhas diárias que refletem o nosso compromisso com o bem. Reconhecer esse propósito traz sentido à nossa existência, direcionando nossos passos com confiança e autenticidade.

A paz interior, tão almejada, é resultado natural dessa conexão com o divino. Ao acalmar a mente e liberar pensamentos negativos, encontramos serenidade mesmo diante dos desafios. Essa tranquilidade não significa ausência de problemas, mas a capacidade de enfrentá-los com sabedoria e equilíbrio. O

Ho'oponopono nos convida a cultivar essa paz por meio da repetição das suas frases, que funcionam como um mantra de cura e alinhamento. Esse estado de quietude interna é a base para uma vida plena, onde cada experiência é acolhida como parte de um caminho maior de evolução.

Integrar o Ho'oponopono à prática espiritual é uma maneira simples e eficaz de aprofundar essa conexão. A meditação com as quatro frases, por exemplo, permite acalmar a mente e ouvir a voz da intuição. Já a oração, ao incorporar essas palavras, se torna um momento de entrega e busca por orientação divina. Estudar os princípios dessa prática e aplicá-los no cotidiano amplia a compreensão sobre a responsabilidade que temos em nossa própria cura. Além disso, servir ao próximo com amor e compaixão reforça a ideia de que a transformação pessoal reflete positivamente no mundo ao nosso redor.

Essa jornada de reconexão com a essência divina também nos leva a perceber que cada pensamento, palavra e intenção possuem um poder criador. Somos responsáveis pela energia que emanamos e, consequentemente, pelo ambiente que ajudamos a construir. Ao escolher pensamentos de amor e gratidão, nutrimos não apenas o nosso bem-estar, mas também o equilíbrio coletivo. O Ho'oponopono, nesse sentido, atua como um lembrete constante de que temos o poder de purificar nossa mente e coração, promovendo leveza e clareza em nossa caminhada.

Ao aprofundar essa conexão, compreendemos que a verdadeira transformação começa de dentro para fora.

A prática contínua do perdão e da gratidão nos liberta de padrões limitantes e nos abre para novas possibilidades. Esse processo nos torna mais empáticos e compreensivos, permitindo que nos relacionemos de forma mais saudável com os outros e com o mundo. Assim, o perdão deixa de ser um ato isolado e se torna um caminho contínuo de evolução e cuidado.

Viver em sintonia com a essência divina é, portanto, viver com propósito, amor e presença. Cada passo dado nessa direção nos conduz a uma existência mais leve e plena, onde as dificuldades são enfrentadas com sabedoria e os momentos de alegria são vividos com gratidão. Ao nos reconectarmos com essa força maior, reconhecemos que somos parte de algo muito maior do que nós mesmos e que cada ação, por menor que seja, contribui para o equilíbrio da vida.

Assim, a conexão com a essência divina não é um destino final, mas uma jornada contínua de autodescoberta e transformação. Ao nos permitirmos vivenciar esse caminho com abertura e autenticidade, somos guiados por uma força amorosa que nos sustenta e nos inspira. O Ho'oponopono nos oferece as ferramentas para caminhar com leveza e verdade, lembrando-nos de que somos responsáveis pela nossa própria cura e pelo impacto que deixamos no mundo. Nesse estado de unidade e harmonia, cada escolha se torna um reflexo do amor que habita em nós, conduzindo-nos a uma vida mais plena, verdadeira e em sintonia com o fluxo natural da existência.

Com o aprofundamento nessa jornada espiritual, torna-se evidente que cada palavra, cada pensamento e cada intenção carregam um poder de criação e de mudança. A prática constante das frases do Ho'oponopono — "Sinto muito. Me perdoe. Eu te amo. Sou grato." — funciona como um lembrete de que somos coautores de nossa própria realidade. Esse reconhecimento nos convida a agir com mais consciência e a cultivar estados de amor e gratidão, influenciando positivamente não apenas nosso bem-estar, mas também o fluxo energético ao nosso redor. É nesse processo de purificação interior que encontramos leveza e clareza para seguir em frente, guiados por uma força maior que nos ampara.

Assim, integrar o Ho'oponopono à espiritualidade diária é um convite a viver com mais autenticidade, propósito e presença. Ao nos reconectarmos com nossa essência divina, despertamos para a responsabilidade amorosa de cuidar de nós mesmos, dos outros e do planeta. Esse caminho, marcado pelo perdão e pela gratidão, revela que a verdadeira transformação começa de dentro para fora, conduzindo-nos a uma existência mais plena, harmoniosa e alinhada com o fluxo natural da vida. Nesse estado de unidade, compreendemos que cada passo dado é parte de uma jornada contínua de evolução e cura, onde o amor é a força que sustenta e guia cada escolha.

Capítulo 30
Harmonia Energética

A harmonia energética é fundamental para manter o equilíbrio entre corpo, mente e espírito, influenciando diretamente a qualidade de vida e o bem-estar integral. Cada pensamento, emoção e experiência vivida reflete-se no fluxo da energia vital, que percorre o corpo por meio de centros específicos chamados chakras. Esses vórtices de energia são responsáveis por regular diversas funções físicas, emocionais e espirituais, e o seu alinhamento é essencial para que a energia flua de maneira livre e saudável. Quando esses centros estão bloqueados ou em desequilíbrio, surgem desconfortos físicos, tensões emocionais e dificuldades espirituais. Assim, cuidar da energia interna torna-se um processo essencial para alcançar uma vida mais leve, saudável e plena.

A prática do Ho'oponopono integra-se perfeitamente nesse processo, atuando como uma ferramenta poderosa para restaurar o equilíbrio energético. Por meio da repetição consciente das frases "Sinto muito. Me perdoe. Te amo. Sou grato.", ocorre uma limpeza profunda de memórias e padrões negativos que comprometem o fluxo da energia vital. Essa prática simples, porém profunda, dissolve bloqueios emocionais e crenças limitantes que afetam diretamente os chakras, permitindo que cada centro energético retome seu funcionamento natural. Com a energia circulando livremente, há uma revitalização do corpo físico, uma clareza mental ampliada e um fortalecimento da conexão espiritual. Esse alinhamento promove não apenas a cura interior, mas também uma sensação contínua de paz, segurança e propósito.

Ao integrar o Ho'oponopono com práticas de visualização, meditação e técnicas de respiração, potencializa-se ainda mais o processo de equilíbrio energético. Visualizar os chakras como vórtices de luz girando de forma harmônica, sentir a energia fluindo suavemente pelo corpo e permitir que emoções reprimidas sejam suavemente liberadas são passos que ampliam os efeitos dessa conexão. Essa abordagem holística fortalece a integração entre corpo e espírito, despertando a intuição, a criatividade e o amor próprio. Assim, cuidar da harmonia energética torna-se um ato de autocuidado profundo, capaz de transformar a relação consigo mesmo e com o mundo, conduzindo a uma vida mais equilibrada, saudável e repleta de significado.

Na tradição yogue e tântrica, os chakras são considerados portais essenciais de energia vital, distribuídos ao longo da coluna vertebral até o topo da cabeça. Cada um desses centros energéticos desempenha um papel específico na regulação das funções físicas, emocionais e espirituais. O equilíbrio desses chakras é indispensável para manter a saúde integral e o bem-estar, pois qualquer bloqueio ou desequilíbrio pode resultar em desconfortos físicos, instabilidades emocionais e desconexão espiritual. Quando a energia vital flui de maneira livre e harmônica por esses pontos, o corpo alcança um estado de equilíbrio profundo, refletindo-se em maior vitalidade, clareza mental e serenidade emocional.

A prática do Ho'oponopono surge como uma ferramenta poderosa e eficaz para promover a harmonização desses centros energéticos. Ao repetir com intenção as frases "Sinto muito. Me perdoe. Te amo. Sou grato.", inicia-se um processo profundo de limpeza de memórias e padrões emocionais que, muitas vezes, se enraízam nos chakras, gerando bloqueios e desequilíbrios. Essa prática não apenas dissolve traumas e crenças limitantes, mas também restaura o fluxo natural da energia vital. Cada palavra carrega uma vibração capaz de tocar áreas específicas do ser, proporcionando uma libertação emocional e energética que se traduz em um bem-estar integral.

O processo de harmonização dos chakras com o Ho'oponopono pode ser intensificado com práticas de visualização consciente. Ao visualizar cada chakra como um vórtice de luz em movimento contínuo e harmônico, é possível perceber a energia divina fluindo livremente por todo o corpo. Essa luz percorre os caminhos energéticos, dissolvendo bloqueios sutis e restaurando a harmonia entre corpo, mente e espírito. Essa visualização não só fortalece a conexão com a própria essência, mas também amplia a consciência sobre os impactos das emoções reprimidas e dos pensamentos limitantes na saúde energética.

A meditação também se apresenta como um recurso fundamental nesse processo de equilíbrio. Concentrar-se em cada chakra, reconhecendo sua localização, cor e função, permite uma imersão profunda nas camadas internas do ser. Durante esse estado meditativo, mantras e afirmações positivas podem ser utilizados para intensificar a energia de cada centro, potencializando a limpeza promovida pelo Ho'oponopono. Essa prática conduz a um estado de quietude e presença, facilitando a liberação de emoções antigas e a reconexão com a sabedoria interna.

Práticas físicas como o yoga e técnicas de respiração consciente, conhecidas como pranayama, são complementos valiosos nesse processo de harmonização. Cada postura de yoga foi desenvolvida para estimular pontos específicos do corpo, ativando os chakras e promovendo a circulação livre da energia vital. Movimentos suaves e respirações profundas criam um fluxo contínuo de energia, dissolvendo tensões e desbloqueando áreas que acumulam estresse. Essa sinergia entre corpo e energia contribui para um equilíbrio duradouro, fortalecendo não apenas o corpo físico, mas também o emocional e o espiritual.

A utilização de cristais é outro recurso poderoso na harmonização dos chakras. Cada cristal vibra em uma frequência energética que ressoa com um chakra específico, auxiliando na amplificação e no equilíbrio de sua energia. Ao posicionar cristais sobre o corpo durante a meditação ou carregá-los consigo no dia a dia, cria-se um campo vibracional que favorece a cura e a estabilidade energética. A interação com esses elementos naturais aprofunda a conexão com a terra e com as forças sutis que regem o equilíbrio interior.

Cada chakra reflete aspectos fundamentais da existência humana, e a prática do Ho'oponopono pode atuar diretamente na cura desses centros. O Chakra Raiz, localizado na base da coluna, está ligado à segurança, estabilidade e conexão com a terra. Quando carregamos memórias de medo, abandono ou insegurança, esse centro pode se desequilibrar, mas o Ho'oponopono oferece um caminho de liberação dessas emoções, restaurando o sentimento de pertencimento e proteção.

No Chakra Sacral, associado à criatividade, sexualidade e emoções, bloqueios podem surgir de experiências de culpa, vergonha ou repressão emocional. As frases do Ho'oponopono, direcionadas a essas memórias, dissolvem essas barreiras, permitindo que a energia criativa e emocional flua com leveza. Esse processo resgata a espontaneidade e a liberdade de expressão emocional, essenciais para uma vida plena.

O Chakra do Plexo Solar, responsável pelo poder pessoal e autoestima, frequentemente acumula energias de raiva, frustração e insegurança. O Ho'oponopono atua na transmutação dessas emoções, fortalecendo a autoconfiança e a força de vontade. Esse equilíbrio devolve o controle sobre as próprias escolhas e ações, permitindo uma atuação mais segura no mundo.

O Chakra Cardíaco, centro do amor e da compaixão, é profundamente beneficiado pelo Ho'oponopono, uma prática que incentiva o perdão e o amor incondicional. Cuidar desse centro energético promove uma abertura para relações mais saudáveis e amorosas, criando um campo de energia que acolhe e compreende o outro sem julgamentos.

No Chakra Laríngeo, relacionado à comunicação e expressão pessoal, memórias de medo de falar, de mentiras ou segredos podem restringir a livre expressão. A repetição das frases do Ho'oponopono suaviza essas limitações, facilitando uma comunicação autêntica e honesta, onde a verdade interior pode ser expressa sem receios.

O Chakra Frontal, ou Terceiro Olho, vinculado à intuição e sabedoria interior, pode ser obscurecido por crenças limitantes e pensamentos confusos. O Ho'oponopono clareia essas distorções, ampliando a percepção intuitiva e a visão clara da realidade. Esse desbloqueio permite acessar insights profundos e guiar a vida com sabedoria e discernimento.

Por fim, o Chakra Coronário, situado no topo da cabeça, conecta-nos à espiritualidade e à consciência universal. Memórias que nos afastam de nossa essência divina podem restringir essa conexão, mas com o Ho'oponopono, esses bloqueios se dissolvem, permitindo uma vivência plena de unidade com o todo. Essa conexão profunda traz paz, propósito e compreensão da interdependência com o universo.

Ao integrar o Ho'oponopono com práticas complementares, como visualização, meditação, yoga, pranayama e o uso de cristais, potencializa-se a harmonia energética de forma ampla e profunda. Esse processo não apenas restaura o equilíbrio dos chakras, mas promove uma jornada contínua de autoconhecimento e cura. Cada passo dado nesse caminho fortalece a conexão com a essência interior, conduzindo a uma existência mais consciente, amorosa e autêntica. Assim, a prática do Ho'oponopono se revela como uma ponte entre o autoconhecimento e a harmonia universal, despertando o verdadeiro potencial de viver em plenitude.

Ao promover a harmonia energética por meio do Ho'oponopono, alcança-se um estado de bem-estar integral que transcende o físico e toca profundamente o emocional e o espiritual. Essa prática contínua não apenas restaura o equilíbrio dos chakras, mas também amplia a consciência sobre a interconexão entre nossos pensamentos, emoções e a realidade que vivemos. A energia vital flui com mais leveza, proporcionando vitalidade, clareza mental e estabilidade emocional. Esse alinhamento interno reflete-se nas relações interpessoais, nas escolhas diárias e na forma como enfrentamos desafios, conduzindo a uma existência mais leve, fluida e conectada com o propósito de vida.

Além disso, a integração do Ho'oponopono com práticas complementares, como o uso de cristais, yoga e meditação, potencializa a harmonia energética e fortalece o vínculo com a sabedoria interior. Esse processo de autoconhecimento e cura contínua permite que emoções reprimidas sejam liberadas com gentileza, dissolvendo resistências internas e promovendo uma profunda sensação de paz. Assim, cultivar a harmonia energética torna-se um compromisso diário com o autocuidado e com a evolução espiritual, permitindo-nos viver de forma mais autêntica, livre e equilibrada.

Esse caminho de equilíbrio energético é, acima de tudo, uma jornada de amor e reconciliação com todas as partes do nosso ser. Ao limpar memórias limitantes e nutrir nossos centros energéticos com intenção e compaixão, despertamos para uma nova percepção de nós mesmos e do mundo ao nosso redor. A harmonia conquistada reverbera silenciosamente em cada aspecto da vida, abrindo espaço para novas possibilidades e experiências enriquecedoras. Assim, o Ho'oponopono se revela não apenas como uma prática de cura, mas como uma ponte para uma existência mais plena, em perfeita sintonia com a energia do universo.

Capítulo 31
Cura com o Poder do Som

O poder transformador do som revela-se como uma ferramenta essencial para a cura interior e o equilíbrio emocional. Sons sagrados, como os mantras, possuem vibrações capazes de atuar profundamente na mente e no corpo, promovendo bem-estar e reconexão com a essência divina. Integrar práticas sonoras elevadas a métodos de limpeza emocional amplia os efeitos terapêuticos, facilitando a liberação de memórias limitantes e emoções densas. Essa fusão de técnicas não apenas acalma a mente, mas também fortalece a conexão com a energia criadora, despertando a serenidade e o amor incondicional presentes em cada ser.

Ao explorar as vibrações dos mantras, cria-se um ambiente propício para a harmonização das emoções e a purificação energética. Cada som entoado atua como um canal de energia que penetra suavemente nos pensamentos e sentimentos, dissolvendo bloqueios internos e restaurando o fluxo natural de equilíbrio. A repetição consciente dessas palavras sagradas conduz a mente a um estado de presença e tranquilidade, permitindo que o corpo e o espírito se alinhem com frequências superiores de cura. Assim, a prática contínua dessas vibrações sonoras potencializa a transformação interior e a libertação de padrões limitantes.

Unir práticas de limpeza emocional com o poder dos mantras cria uma sinergia que amplia a cura e o crescimento espiritual. A ressonância sonora atua como um catalisador para o perdão, a reconciliação e a manifestação de desejos, desbloqueando caminhos para a realização pessoal. Esse processo harmonioso não só dissolve crenças negativas, mas também expande a consciência, abrindo espaço para a paz interior e a conexão profunda com a sabedoria universal. A vibração do som, quando aliada à intenção sincera, torna-se um elo direto com a fonte divina, proporcionando cura integral e plenitude.

Os mantras, originários das tradições védicas e budistas, são reconhecidos como instrumentos sagrados de cura, capazes de influenciar profundamente a mente, o corpo e o espírito. Cada sílaba, palavra ou frase entoada carrega uma vibração única, que ressoa no campo energético de quem a pratica, promovendo equilíbrio e harmonia interior. A repetição atenta e intencional de um mantra não é apenas um exercício vocal, mas um mergulho nas camadas mais sutis do ser, criando uma conexão direta com a essência divina e favorecendo a liberação de padrões emocionais limitantes.

Quando integrada ao Ho'oponopono, essa prática se torna ainda mais potente. As quatro frases fundamentais do Ho'oponopono — "Sinto muito. Me perdoe. Te amo. Sou grato." — já atuam como ferramentas poderosas de limpeza emocional e reconciliação. Ao serem combinadas com a entoação de mantras, essa purificação se aprofunda, pois as vibrações sonoras funcionam como catalisadoras, acelerando o processo de cura e facilitando a dissolução de bloqueios energéticos. A energia emanada pelos mantras penetra suavemente nos pensamentos e emoções, restaurando o fluxo natural de energia vital.

Essa fusão de práticas cria uma sinergia que impacta diretamente a harmonia emocional. A ressonância sonora dos mantras atua no campo vibracional do corpo, acalmando a mente inquieta e suavizando tensões emocionais. Ao repetir um mantra em conjunto com as frases do Ho'oponopono, cultiva-se um estado de serenidade profunda e equilíbrio interior. Esse estado de paz permite que emoções reprimidas sejam gentilmente liberadas, promovendo uma sensação de alívio e leveza. A mente se desacelera, o coração se expande e o espírito se abre para novas possibilidades de cura e transformação.

Mais do que um simples relaxamento, a combinação entre mantras e Ho'oponopono facilita o reencontro com a essência divina. Os mantras, por sua natureza sagrada, estabelecem uma ponte direta com a fonte criadora do universo. Quando entoados com devoção e intenção sincera, eles dissolvem as barreiras que nos separam do amor incondicional e da plenitude. A prática regular conduz a uma experiência de unidade com o todo, despertando a consciência de que somos parte de algo maior e infinito. Essa percepção amplia a compaixão, fortalece a empatia e inspira uma vida mais autêntica e alinhada com os princípios espirituais.

Além de promover cura e reconexão espiritual, os mantras também são ferramentas poderosas para a manifestação de desejos. Cada som entoado cria uma frequência específica que ressoa com a energia daquilo que se deseja atrair. Ao integrar essa prática com o Ho'oponopono, limpam-se as crenças limitantes que impedem a realização de sonhos e objetivos. A mente se alinha com a vibração da abundância, permitindo que os caminhos se abram para a concretização de propósitos pessoais. Essa combinação de limpeza energética e manifestação consciente fortalece a autoconfiança e impulsiona o crescimento pessoal.

Diversos mantras podem ser incorporados ao Ho'oponopono, cada um com uma vibração e propósito específicos. O mantra "Om Gam Ganapataye Namaha", por exemplo, é tradicionalmente utilizado para remover obstáculos e atrair prosperidade. Sua entoação constante dissolve barreiras internas e externas, criando espaço para novas oportunidades. Já o mantra "Om Shanti Shanti Shanti" invoca a paz interior e a harmonia, sendo ideal para momentos de ansiedade ou desequilíbrio emocional, promovendo um estado de serenidade e tranquilidade profundas.

Outro mantra poderoso é o "Om Mani Padme Hum", conhecido por sua ligação com a compaixão e a purificação. Esse som sagrado atua diretamente no coração, despertando sentimentos de amor incondicional e compreensão. Para quem busca transformação e libertação de padrões antigos, o mantra "Om Namah

Shivaya" é uma escolha valiosa, pois conduz a mente e o espírito por caminhos de renovação e autotranscendência. Já o "Om Tare Tuttare Ture Soha" é especialmente eficaz para superar medos e dificuldades, proporcionando coragem e resiliência diante dos desafios da vida.

A aplicação dos mantras no Ho'oponopono pode ser realizada de diversas maneiras. A repetição vocal ou mental é uma das formas mais tradicionais, sendo importante entoar o mantra com atenção plena e intenção clara. Essa prática simples, mas poderosa, cria um fluxo contínuo de energia que limpa e harmoniza o campo energético. Outra abordagem é utilizar o mantra como foco principal durante a meditação, permitindo que sua vibração permeie todo o ser, trazendo calma e clareza mental.

A visualização também é uma técnica complementar eficaz. Ao imaginar o mantra como uma luz vibrante que envolve e penetra o corpo, é possível potencializar a limpeza de memórias negativas e a harmonização das energias internas. Essa luz pode ser visualizada dissolvendo bloqueios e preenchendo os chakras com energia renovada. Além disso, confiar na intuição para escolher o mantra adequado para cada situação é essencial. A sabedoria interior sempre guia para o som que mais ressoa com as necessidades do momento, tornando a prática ainda mais personalizada e eficaz.

Com a integração constante dessas práticas, a mente se torna mais receptiva e o coração mais aberto, permitindo que experiências transformadoras fluam com naturalidade. A jornada de autotransformação se torna mais leve e fluida, pois a harmonia entre som e intenção guia suavemente a dissolução de resistências internas. A vibração dos mantras, aliada à compaixão e ao perdão promovidos pelo Ho'oponopono, cria uma ponte que conecta o indivíduo ao fluxo natural da vida, permitindo que a abundância, o equilíbrio e a paz interior se manifestem plenamente.

Assim, o poder do som revela-se como um instrumento essencial para a cura integral. Ao permitir que essas vibrações ecoem nas profundezas do ser, cada indivíduo se reconecta com sua verdadeira essência e com a sabedoria universal. Esse reencontro não apenas promove a libertação de antigas dores, mas também abre caminho para uma existência mais plena, conduzida pela serenidade, pelo amor e pela harmonia com o todo. A prática contínua dessa combinação transforma não só o campo energético, mas também a forma como cada pessoa se relaciona com o mundo, despertando uma consciência mais elevada e um viver mais autêntico e significativo.

Ao integrar os mantras com a prática do Ho'oponopono, a cura emocional e espiritual se aprofunda de maneira orgânica, permitindo que cada som reverbere nas camadas mais sutis do ser. Essa combinação cria um campo vibracional poderoso que dissolve tensões acumuladas, amplia a clareza mental e fortalece a intuição. A energia gerada por essa união potencializa não apenas a purificação interior, mas também facilita a reconciliação com aspectos esquecidos ou reprimidos da própria história, promovendo um estado de paz genuína e contínua.

Com o uso constante dessas práticas, a mente se torna mais receptiva e o coração mais aberto, criando espaço para novas experiências e percepções. O caminho da autotransformação torna-se mais leve, pois a harmonia entre som e intenção guia suavemente a dissolução de resistências internas. A vibração dos mantras, aliada à compaixão e ao perdão promovidos pelo Ho'oponopono, atua como uma ponte que liga o indivíduo ao fluxo natural da vida, permitindo que a abundância e o equilíbrio se manifestem com fluidez.

Assim, o poder do som, quando cultivado com presença e propósito, revela-se como uma ferramenta essencial para a cura integral. Ao permitir que essas vibrações ecoem no íntimo, cada ser se reconecta com sua verdadeira essência e com a sabedoria universal. Esse reencontro consigo mesmo não apenas promove a libertação de antigas dores, mas também abre caminho para uma existência mais plena, guiada pela serenidade, pelo amor e pela harmonia com o todo.

Capítulo 32
Lei da Atração

A conexão entre o Ho'oponopono e a Lei da Atração revela uma poderosa integração de práticas que potencializam a criação consciente da realidade. Ambas compartilham a premissa de que pensamentos, emoções e crenças moldam as experiências vividas, sendo a responsabilidade individual o ponto central desse processo. Ao unir a limpeza de memórias do Ho'oponopono com a vibração positiva proposta pela Lei da Atração, é possível desbloquear padrões limitantes e permitir que a abundância, o amor e a realização fluam de forma natural. Essa combinação fortalece a capacidade de manifestar desejos, tornando o processo de cocriação mais consciente e alinhado com a essência interior.

Essa integração não se limita a eliminar crenças negativas, mas também envolve o cultivo de emoções elevadas que ressoam com aquilo que se deseja atrair. Sentimentos como gratidão, alegria e amor tornam-se poderosos emissores de energia, alinhando o indivíduo com frequências que atraem experiências positivas. O Ho'oponopono, ao promover a purificação de memórias e traumas emocionais, facilita esse alinhamento vibracional, permitindo que a Lei da Atração atue de maneira mais eficaz. Assim, pensamentos claros e emoções positivas passam a operar como catalisadores para a realização de objetivos e sonhos.

Além disso, a prática consciente de visualizar metas com clareza e agir com confiança amplia o poder de manifestação. A combinação dessas práticas incentiva uma postura ativa diante da vida, onde a confiança e a determinação substituem o medo e a insegurança. Esse equilíbrio entre pensamento, emoção e ação cria um campo energético propício para transformar desejos em realidade. Ao assumir a responsabilidade por sua jornada e alinhar-se com a sabedoria universal, cada pessoa pode acessar um estado de plenitude e realização, co-criando uma vida rica em significado, propósito e felicidade.

A Lei da Atração e o Ho'oponopono convergem em um ponto essencial: a responsabilidade individual na criação da própria realidade. A Lei da Atração sustenta que pensamentos e emoções emitem vibrações que atraem experiências semelhantes, sejam positivas ou negativas. Já o Ho'oponopono ensina que somos integralmente responsáveis por tudo o que acontece em nossas vidas, fruto de memórias e crenças que moldam nossas percepções e decisões. A combinação dessas práticas não apenas potencializa o poder de manifestação, mas também promove uma profunda limpeza interna, essencial para abrir espaço à abundância, ao amor e à realização pessoal.

Quando se entende que crenças limitantes são barreiras invisíveis que bloqueiam o fluxo natural da energia, torna-se claro o papel fundamental do

Ho'oponopono nesse processo. A prática das quatro frases — "Sinto muito. Me perdoe. Te amo. Sou grato." — funciona como um agente de purificação, dissolvendo memórias negativas que alimentam padrões de pensamento autossabotadores. Crenças como "não sou capaz", "não mereço ser feliz" ou "o sucesso não é para mim" criam vibrações que impedem a materialização de sonhos. A limpeza desses padrões abre espaço para pensamentos mais elevados e alinhados com a vibração do que se deseja atrair.

Ao eliminar bloqueios emocionais e mentais, torna-se possível cultivar emoções positivas, como gratidão, alegria e amor, que são essenciais para alinhar a vibração pessoal com a energia do universo. A Lei da Atração ensina que essas emoções funcionam como ímãs poderosos, atraindo situações, pessoas e oportunidades que ressoam com a mesma frequência. O Ho'oponopono facilita esse alinhamento ao liberar sentimentos de culpa, medo e raiva, permitindo que a energia flua livremente e se sintonize com a abundância e a realização.

A visualização é outra ferramenta poderosa que conecta essas duas práticas. Imaginar com clareza e emoção a concretização de objetivos envia ao universo um sinal claro sobre o que se deseja manifestar. No entanto, para que essa visualização seja eficaz, é preciso limpar dúvidas e medos que sabotam esse processo. O Ho'oponopono auxilia na remoção dessas barreiras internas, permitindo que as imagens mentais se tornem mais nítidas e carregadas de intenção. Visualizar metas com confiança e emoção verdadeira fortalece a vibração energética, tornando a manifestação mais fluida e natural.

Porém, visualizar e sentir não são suficientes sem a ação. A materialização de sonhos exige passos concretos. A prática do Ho'oponopono promove a coragem e a confiança necessárias para agir com determinação. Ao limpar inseguranças e medos, abre-se caminho para atitudes mais assertivas e conscientes. A ação alinhada com pensamentos e emoções positivas cria um ciclo virtuoso de realização. Cada atitude tomada com clareza e propósito aproxima o indivíduo dos seus objetivos, transformando o processo de manifestação em algo tangível e real.

Essa integração entre pensamento, emoção e ação gera um campo vibracional forte e coeso, ideal para a manifestação consciente. Não se trata de esperar que o universo entregue resultados sem esforço, mas de agir em harmonia com a energia universal. Essa postura ativa diante da vida transforma desafios em oportunidades, pois o indivíduo passa a perceber obstáculos como parte do processo de crescimento e não como barreiras intransponíveis. Esse equilíbrio fortalece a confiança na jornada e na capacidade de cocriar a própria realidade.

Manter essa prática de forma constante exige paciência e persistência. Manifestar sonhos não é um processo instantâneo, mas uma construção diária. Pequenos passos, pensamentos alinhados e ações conscientes constroem uma base sólida para a realização. A prática contínua do Ho'oponopono garante que memórias negativas não voltem a bloquear o caminho, enquanto a Lei da Atração direciona a energia para concretizar desejos. Essa harmonia entre limpar o passado e criar o futuro é o segredo para uma vida plena e realizada.

Além disso, a integração dessas práticas estimula o autoconhecimento. Ao identificar e limpar crenças limitantes, o indivíduo passa a compreender melhor seus próprios padrões de comportamento e pensamento. Esse entendimento profundo leva a escolhas mais conscientes e alinhadas com o propósito de vida. O autoconhecimento, por sua vez, fortalece a autoconfiança, essencial para sustentar o processo de manifestação. Saber quem se é e o que se quer atrai oportunidades que estão em sintonia com a verdadeira essência.

Com o tempo, essa prática integrada transforma não apenas a vida pessoal, mas também a forma como o indivíduo se relaciona com o mundo. As relações interpessoais tornam-se mais harmônicas, pois a vibração pessoal atrai conexões mais autênticas e saudáveis. Situações desafiadoras passam a ser encaradas com resiliência e sabedoria, fruto de uma mente limpa e de emoções equilibradas. A abundância, seja financeira, emocional ou espiritual, flui com mais naturalidade, pois não há mais resistência interna para impedir seu caminho.

Essa transformação se estende para todas as áreas da vida. No âmbito profissional, ideias inovadoras surgem com mais facilidade, e as oportunidades de crescimento se multiplicam. Nos relacionamentos, a comunicação torna-se mais clara e empática, criando laços mais profundos e verdadeiros. Na saúde, o equilíbrio emocional e mental reflete-se em bem-estar físico, pois corpo, mente e espírito estão alinhados. A vida como um todo ganha mais significado e propósito.

Assim, o Ho'oponopono e a Lei da Atração se complementam de forma poderosa. Enquanto o primeiro limpa o caminho, removendo obstáculos internos, o segundo direciona a energia para a criação consciente da realidade desejada. Juntas, essas práticas capacitam o indivíduo a assumir total responsabilidade pela sua vida, despertando o potencial ilimitado de cocriar experiências positivas e significativas. A partir dessa integração, torna-se possível viver de forma mais leve, autêntica e plena, com clareza de propósito e confiança no fluxo da vida.

Cada pensamento limpo, cada emoção positiva e cada ação alinhada forma uma ponte entre o presente e os sonhos mais profundos. Essa conexão constante com a essência interior e com a energia do universo conduz a uma existência rica em significado, amor e realizações verdadeiras. Ao assumir o papel de cocriador da própria realidade, o indivíduo se permite viver com mais liberdade, autenticidade e plenitude, transformando a jornada da vida em uma experiência extraordinária.

Ao integrar essas práticas de forma constante e consciente, cada indivíduo passa a reconhecer o poder que possui de moldar a própria realidade. A purificação interior promovida pelo Ho'oponopono remove obstáculos invisíveis que limitam o fluxo natural da abundância, enquanto a Lei da Atração direciona a energia mental e emocional para a concretização de sonhos. Esse alinhamento harmonioso não apenas transforma desafios em oportunidades, mas também fortalece a confiança no processo da vida, permitindo que os desejos mais autênticos floresçam com naturalidade.

Com essa nova perspectiva, os pequenos passos diários ganham significado, e cada escolha se torna uma oportunidade de co-criação. A prática contínua de limpar crenças limitantes, manter pensamentos elevados e agir com determinação constrói uma base sólida para conquistas duradouras. Assim, a jornada rumo aos objetivos deixa de ser um caminho repleto de obstáculos e passa a ser uma experiência enriquecedora, guiada por propósito, gratidão e equilíbrio interior.

Dessa forma, o Ho'oponopono e a Lei da Atração se revelam como poderosas ferramentas de autoconhecimento e manifestação. Ao unir esses ensinamentos, torna-se possível viver de maneira mais leve, consciente e plena. Cada pensamento limpo, cada emoção positiva e cada ação alinhada cria uma ponte entre o presente e os sonhos mais profundos, conduzindo a uma vida rica em significado, amor e realizações verdadeiras.

Capítulo 33
Ho'oponopono Avançado

Aprofundar-se no Ho'oponopono é um passo essencial para alcançar níveis mais elevados de autoconhecimento, cura e transformação. Esse estágio avançado da prática transcende a repetição das quatro frases básicas e conduz a uma compreensão mais ampla e profunda dos princípios que regem essa sabedoria ancestral. A partir dessa perspectiva expandida, o Ho'oponopono se torna uma prática integrada e contínua, capaz de transformar todos os aspectos da vida, promovendo equilíbrio, paz interior e harmonia nas relações pessoais e com o mundo ao redor. É um convite para acessar estados mais elevados de consciência e permitir que a divindade interior se manifeste plenamente.

Nesse nível mais profundo, a busca pelo "estado de zero" torna-se uma meta central. Esse estado representa a completa liberação de memórias, julgamentos e crenças limitantes, proporcionando um espaço de silêncio e pureza mental onde a inspiração divina pode fluir livremente. A conexão com a divindade interior fortalece a compreensão de que somos inteiramente responsáveis por nossas experiências e de que temos o poder de ressignificar e transformar a realidade ao nosso redor. Esse reconhecimento amplia a consciência de que a verdadeira mudança começa dentro de cada um, através da constante purificação de pensamentos e emoções.

A prática avançada do Ho'oponopono envolve a integração de novas ferramentas e técnicas, como meditações direcionadas, visualizações criativas e o contato intencional com a natureza e os animais. Esses métodos complementares aprofundam o processo de limpeza interior e potencializam a reconciliação com aspectos não resolvidos da vida. Ao aplicar essas práticas de forma contínua e consciente, o Ho'oponopono deixa de ser uma ação pontual e se transforma em um estilo de vida, capaz de abrir caminhos para uma existência mais plena, alinhada com o amor incondicional, a sabedoria divina e o propósito verdadeiro.

O Ho'oponopono avançado representa um aprofundamento significativo na jornada de autoconhecimento e cura. Esse estágio vai além da repetição das quatro frases fundamentais e convida à integração plena de seus princípios em todos os aspectos da vida. Trata-se de acessar níveis mais profundos de consciência, permitindo que a divindade interior se manifeste de maneira autêntica e constante. Nesse processo, o praticante compreende que a verdadeira transformação ocorre quando há entrega total ao processo de limpeza e reconciliação, permitindo que cada experiência seja uma oportunidade de cura.

Um dos conceitos centrais nessa etapa é o "estado de zero", um estado de pureza mental e emocional onde memórias e crenças limitantes são completamente dissolvidas. Esse espaço interno livre de interferências é onde a inspiração divina flui com clareza, guiando pensamentos, emoções e ações. Alcançar esse estado significa permitir que a sabedoria universal oriente a vida, sem bloqueios causados por julgamentos ou experiências passadas. A busca por esse vazio pleno exige prática constante, pois cada pensamento negativo ou resistência emocional representa uma nova oportunidade de purificação.

A compreensão profunda da responsabilidade total também se intensifica no Ho'oponopono avançado. Esse princípio reforça que tudo o que se manifesta na realidade pessoal é reflexo de memórias internas, conscientes ou não. Assim, não há espaço para culpa externa ou vitimismo, mas sim para o reconhecimento de que cada situação é uma chance de cura. Essa aceitação transforma a forma de lidar com desafios e conflitos, promovendo uma abordagem mais compassiva e amorosa diante da vida.

Para sustentar essa prática contínua, o Ho'oponopono avançado integra técnicas complementares que aprofundam a limpeza interior. A meditação direcionada, por exemplo, permite silenciar a mente e intensificar a conexão com a divindade interior. Durante esses momentos de quietude, as quatro frases podem ser repetidas com mais profundidade, acompanhadas de uma respiração consciente, permitindo que a energia da limpeza se expanda pelo corpo e pela mente.

A visualização criativa é outra ferramenta poderosa nessa fase. Ao criar imagens mentais claras e detalhadas de situações já harmonizadas ou de objetivos realizados, o praticante colabora com o processo de manifestação, alinhando pensamentos e emoções com a vibração daquilo que deseja atrair. Esse exercício, combinado com o Ho'oponopono, dissolve crenças limitantes e fortalece a confiança no fluxo natural da vida, tornando a realização de sonhos mais fluida e natural.

 O contato com a natureza também assume um papel essencial. Praticar Ho'oponopono em ambientes naturais intensifica o processo de purificação, pois a energia da terra, da água, do ar e das plantas facilita a liberação de cargas emocionais. Caminhar descalço na terra, sentar-se sob uma árvore ou contemplar o mar enquanto repete as frases são formas de aprofundar a conexão com o divino e permitir que a natureza atue como aliada no processo de cura.

 A interação com os animais é mais uma extensão dessa prática. Animais possuem uma energia pura e amorosa que pode ser canalizada para a cura emocional. Estar com eles, observar seus comportamentos ou mesmo direcionar as frases do Ho'oponopono para fortalecer o vínculo afetivo cria um ambiente de troca energética positiva. Esse contato espontâneo e verdadeiro reforça a importância da simplicidade e da presença no momento presente.

 Integrar o Ho'oponopono em cada ação cotidiana é um dos principais pilares dessa fase avançada. Cada situação, seja simples ou complexa, pode ser vista como uma oportunidade de praticar o perdão, a gratidão e o amor. Seja enfrentando desafios no trabalho, conflitos familiares ou sentimentos de insatisfação pessoal, a prática constante permite que a mente e o coração se mantenham alinhados com a paz interior. Essa integração contínua transforma o Ho'oponopono em um estilo de vida, onde o sagrado se entrelaça com o cotidiano.

A prática avançada também revela que a cura pessoal transcende o próprio indivíduo e reverbera no coletivo. Cada memória purificada não beneficia apenas quem a limpa, mas também impacta positivamente todos os envolvidos naquela experiência. Essa consciência expande o propósito da prática, mostrando que o Ho'oponopono é uma ferramenta de transformação global. Ao curar a si mesmo, contribui-se para a harmonia do ambiente, das relações e do mundo como um todo.

Essa jornada exige constância e entrega, mas não perfeição. O Ho'oponopono avançado não se baseia em regras rígidas, mas na intenção genuína de limpar, perdoar e amar. Esse compromisso diário com a purificação e com a reconciliação interna cria um caminho de leveza e autenticidade. Aos poucos, a prática se torna uma presença silenciosa e constante, guiando pensamentos, emoções e atitudes com naturalidade.

Com o tempo, essa integração profunda gera transformações perceptíveis. Relações pessoais tornam-se mais harmônicas, pois o olhar compassivo dissolve julgamentos e expectativas. Desafios são encarados com mais serenidade, compreendidos como oportunidades de crescimento e não como obstáculos. A conexão com o propósito de vida se fortalece, conduzindo a escolhas mais alinhadas com a essência verdadeira. O equilíbrio emocional se reflete na saúde física, e a abundância flui de maneira mais natural, sem resistência.

Assim, o Ho'oponopono avançado se apresenta como um caminho de expansão contínua. Ele não promete resultados imediatos, mas oferece a oportunidade de viver em constante evolução. A cada memória limpa, a cada emoção purificada, o praticante se aproxima do estado de zero, onde a inspiração divina conduz a vida com leveza e clareza. Esse estado de paz interior não depende das circunstâncias externas, mas nasce do alinhamento com o amor incondicional e com a sabedoria divina.

Esse processo é um convite para viver com mais presença, compaixão e propósito. É compreender que cada pensamento limpo, cada emoção transformada e cada ação amorosa são passos na direção de uma existência mais plena. O Ho'oponopono avançado não é apenas uma técnica de cura individual, mas uma prática de conexão com o todo. Ao assumir essa responsabilidade com amor e entrega, não apenas transformamos nossa realidade, mas também contribuímos para a cura do mundo.

Ao aprofundar essa jornada, torna-se evidente que o Ho'oponopono avançado não se limita a técnicas isoladas, mas envolve uma mudança profunda de perspectiva diante da vida. Cada desafio, cada desconforto, passa a ser reconhecido como uma oportunidade de limpeza e crescimento. Esse olhar compassivo permite compreender que tudo o que surge no caminho está intrinsecamente ligado às memórias que carregamos, e que, ao assumir essa responsabilidade com amor e entrega, abrimos espaço para a verdadeira transformação. Assim, a prática se expande para além das palavras, tornando-se uma presença constante, silenciosa e poderosa em cada ação, pensamento e escolha.

Com o tempo, essa integração profunda reflete-se em uma nova forma de viver, onde a leveza e a autenticidade guiam as relações e decisões. O Ho'oponopono avançado ensina que não há separação entre o sagrado e o cotidiano; ambos se entrelaçam, e cada experiência vivida carrega em si a oportunidade de cura. A entrega contínua ao processo de limpeza não exige perfeição, mas sim constância e intenção genuína. Essa abertura permite que a sabedoria divina se manifeste naturalmente, conduzindo a uma vida em equilíbrio, onde a paz interior não depende de circunstâncias externas, mas nasce do alinhamento com o propósito mais elevado.

Ao trilhar esse caminho, compreendemos que o Ho'oponopono não é apenas uma prática de autocura, mas um chamado para despertar a consciência coletiva. Cada memória purificada ressoa além do indivíduo, impactando positivamente o ambiente e as pessoas ao redor. Essa compreensão amplia o propósito da jornada, revelando que, ao curar a si mesmo, também se contribui para a cura do mundo. E assim, passo a passo, a prática se desdobra como um fluxo contínuo de amor, gratidão e reconciliação, conduzindo a uma existência mais plena, harmoniosa e conectada com a essência divina que habita em cada ser.

Capítulo 34
Inspirando a Transformação

A transformação pessoal alcançada por meio do Ho'oponopono tem o poder de se expandir e impactar positivamente o mundo ao redor. Ao integrar essa prática de limpeza interior e reconciliação em sua vida, torna-se natural irradiar esse equilíbrio e harmonia para outras pessoas. Esse processo não exige palavras imponentes ou esforços grandiosos; é na simplicidade das ações diárias e na autenticidade das atitudes que o verdadeiro impacto ocorre. Viver de acordo com os princípios do Ho'oponopono inspira silenciosamente aqueles ao seu redor a buscar sua própria jornada de cura e autoconhecimento.

A transmissão dessa sabedoria acontece de forma espontânea quando se compartilha experiências pessoais e insights com empatia e respeito. Seja em conversas íntimas ou por meio de iniciativas mais amplas, como grupos de apoio, redes sociais ou encontros presenciais, cada gesto de compartilhamento representa uma oportunidade de semear compreensão e paz. Ao oferecer o Ho'oponopono como uma possibilidade, sem imposições, cria-se um espaço seguro para que outras pessoas explorem esse caminho de forma livre e autêntica. Essa abertura gera conexões profundas e fortalece a corrente de transformação coletiva.

Ao inspirar a transformação nos outros, a própria prática do Ho'oponopono se aprofunda, consolidando-se como um estilo de vida baseado na responsabilidade, no perdão e no amor incondicional. Esse ciclo contínuo de aprendizado e partilha amplia a capacidade de gerar mudanças positivas, não só em nível pessoal, mas também no coletivo. Cada ação consciente e cada palavra de incentivo contribuem para construir uma realidade mais harmoniosa, onde a cura individual reverbera em benefício de toda a humanidade. Assim, a prática se torna um elo de conexão entre o autoconhecimento e a evolução do mundo, promovendo paz e equilíbrio em larga escala.

Compartilhar a prática do Ho'oponopono é como espalhar sementes de luz que silenciosamente germinam e transformam o ambiente ao redor. Quando alguém incorpora genuinamente os princípios dessa sabedoria ancestral, o impacto não se limita à própria vida, mas reverbera em todas as relações e interações diárias. Sem a necessidade de palavras imponentes ou de grandes ações, viver o Ho'oponopono com autenticidade inspira naturalmente aqueles que nos cercam a refletirem sobre suas próprias jornadas de autoconhecimento e cura. A transformação começa no íntimo, mas se expande para o coletivo, criando um ciclo contínuo de amor, perdão e reconciliação.

Esse processo de inspiração ocorre de maneira sutil e espontânea. A forma como alguém lida com desafios, a paciência diante das dificuldades e a compaixão nos relacionamentos tornam-se exemplos vivos da prática. Pequenos gestos, como ouvir com atenção, oferecer palavras de apoio ou agir com gentileza, refletem o poder do Ho'oponopono em ação. Esse comportamento autêntico cria uma atmosfera de confiança, onde outros se sentem seguros para explorar seus próprios bloqueios emocionais e iniciar um caminho de cura. Não se trata de convencer ou impor, mas de ser um exemplo silencioso de transformação.

A partilha dessa prática também pode acontecer por meio de conversas genuínas, onde experiências pessoais e aprendizados são transmitidos com empatia e respeito. Relatar como o Ho'oponopono ajudou a superar desafios ou a encontrar paz interior pode abrir portas para que outros considerem essa ferramenta como uma possibilidade em suas vidas. Em ambientes íntimos ou em círculos sociais mais amplos, essa troca de vivências cria conexões profundas, nutrindo relações baseadas na compreensão e no respeito mútuo. A inspiração, nesse contexto, surge do acolhimento e da escuta sincera, sem expectativas ou julgamentos.

Além das interações pessoais, o compartilhamento pode se expandir para plataformas mais amplas. As redes sociais, por exemplo, são canais poderosos para difundir mensagens de paz e autocura. Compartilhar reflexões, textos, vídeos ou mesmo relatos breves sobre como o Ho'oponopono impacta a vida diária pode alcançar muitas pessoas que buscam ferramentas para lidar com suas próprias dores. Criar grupos de discussão ou comunidades online também promove espaços seguros de troca, onde práticas e aprendizados são cultivados de forma coletiva, fortalecendo a corrente de transformação.

Para quem sente o chamado de aprofundar ainda mais esse compartilhamento, a organização de encontros presenciais, palestras ou workshops oferece uma oportunidade rica de conexão. Esses momentos permitem que o Ho'oponopono seja vivenciado de forma prática, em grupo, potencializando o processo de cura. Experiências coletivas, onde cada participante é convidado a explorar suas emoções e limpar memórias limitantes, fortalecem o vínculo entre os presentes e ampliam a compreensão do poder dessa prática. O ambiente criado nesses encontros propicia a reflexão, o autoconhecimento e a transformação compartilhada.

Outra forma profunda de disseminar o Ho'oponopono é por meio da escrita. Produzir livros, artigos ou materiais reflexivos permite que o conhecimento chegue a diferentes públicos, contribuindo para que mais pessoas tenham acesso a essa prática de autocura. O registro de experiências pessoais, interpretações dos princípios do Ho'oponopono e sugestões de aplicação no cotidiano torna-se um presente valioso para quem busca transformação. A escrita, assim como a prática em si, não precisa ser perfeita, mas sincera, fluida e conectada com o propósito de inspirar e acolher.

Entretanto, talvez a forma mais poderosa de compartilhar o Ho'oponopono seja vivê-lo plenamente nas ações diárias. Incorporar o perdão, a gratidão, a compaixão e a responsabilidade em cada atitude transforma a convivência com os outros. Quando esses valores são praticados com constância, tornam-se parte da identidade e irradiam uma energia que toca suavemente todos ao redor. Ser um exemplo de serenidade diante de conflitos, de paciência nas adversidades e de empatia nos relacionamentos é a maneira mais pura de inspirar transformação.

Esse movimento de compartilhar e inspirar fortalece não apenas os outros, mas também a própria prática. Ao verbalizar aprendizados ou orientar alguém no caminho da cura, o praticante aprofunda sua conexão com o Ho'oponopono e amplia sua compreensão dos desafios internos. Essa troca cria um ciclo virtuoso, onde o aprendizado se renova e a responsabilidade por manter a prática ativa se intensifica. Esse fluxo constante de ensinar e aprender alimenta a evolução pessoal e fortalece a conexão com a divindade interior.

Inspirar a transformação não exige perfeição, mas presença e intenção. É compreender que cada gesto de gentileza, cada palavra de conforto ou cada pensamento positivo tem o potencial de desencadear mudanças significativas. Um sorriso sincero, uma escuta atenta ou uma palavra de incentivo são sementes silenciosas que florescem em tempo próprio. Essas ações simples, regadas pela intenção genuína de harmonia, ampliam o alcance do Ho'oponopono e convidam outros a também cultivar a paz interior.

Essa prática diária e constante reforça a ideia de que, ao cuidar de si mesmo, cuida-se também do coletivo. Cada memória limpa, cada emoção transformada, reverbera além do indivíduo, criando um ambiente mais harmonioso e equilibrado. Essa consciência de interconexão amplia o propósito da prática, mostrando que a cura pessoal não se limita ao próprio ser, mas é um serviço silencioso ao mundo. Ao curar a si mesmo, o praticante contribui para a cura da coletividade, tornando-se parte de uma transformação global.

Assim, o Ho'oponopono se revela não apenas como uma prática de autocura, mas como um caminho para a evolução coletiva. A simplicidade e a profundidade dessa sabedoria ancestral permitem que, ao ser vivida com autenticidade, se torne uma força silenciosa de transformação. Cada pensamento limpo, cada emoção acolhida e cada atitude compassiva são fios que tecem uma rede de amor e compreensão, sustentando a construção de um mundo mais leve, harmônico e consciente.

Desse modo, a prática do Ho'oponopono, quando vivida com verdade e compartilhada com generosidade, transcende a individualidade e se expande como um convite coletivo à cura. Não é necessário convencer ou impor; basta ser, viver e irradiar. Esse é o verdadeiro poder de inspirar transformação: permitir que a própria jornada se torne luz para o caminho de outros, despertando neles a coragem de iniciar o próprio processo de autoconhecimento e reconciliação. Ao inspirar e ser inspirado, constrói-se um ciclo contínuo de amor, perdão e evolução, conduzindo a uma existência mais plena e alinhada com a essência divina.

Semeando a paz por meio do Ho'oponopono é compreender que cada palavra, pensamento ou atitude carregam o potencial de transformar realidades. Ao cultivar a compaixão e a empatia no dia a dia, pequenas ações se tornam grandes gestos de cura coletiva. Um sorriso sincero, uma escuta atenta ou um simples pensamento de gratidão podem ser sementes silenciosas plantadas no coração de quem nos cerca. Essas sementes, regadas pela intenção genuína de harmonia, florescem naturalmente, inspirando outros a também cultivar a paz interior e a buscar sua própria transformação.

Esse processo não exige perfeição, mas presença. Quando nos permitimos ser vulneráveis e autênticos, abrimos espaço para que outros reconheçam sua própria humanidade e iniciem sua jornada de autoconhecimento. A verdadeira inspiração não está em discursos elaborados, mas em viver com coerência os valores que desejamos transmitir. Assim, a prática constante do Ho'oponopono se reflete nas relações, criando laços mais profundos e espaços seguros para o crescimento mútuo. Esse caminho compartilhado fortalece a ideia de que cada um, ao curar a si mesmo, contribui para um mundo mais leve e compassivo.

À medida que cada gesto consciente se entrelaça com o coletivo, torna-se claro que a transformação individual é o primeiro passo para a evolução global. O Ho'oponopono, vivido e compartilhado com amor e simplicidade, se espalha como um sopro de luz, dissipando as sombras da intolerância e do medo. Assim, ao semear paz e cura em nós mesmos e nos outros, participamos ativamente da construção de uma realidade mais harmoniosa, onde o amor, o perdão e a responsabilidade florescem como pilares de uma nova consciência.

Epílogo

Ao chegar ao fim desta leitura, percebo que não se trata de um encerramento, mas de um novo começo. Cada página deste livro foi um convite para olhar para dentro, reconhecer as próprias sombras e abraçar a luz que sempre esteve presente. Agora, resta a você decidir o próximo passo.

O Ho'oponopono nos ensina que a verdadeira cura não vem de fora, mas do profundo ato de assumir responsabilidade por tudo o que vivemos. Com humildade, arrependimento, perdão, amor e gratidão, podemos dissolver memórias dolorosas, restaurar conexões e permitir que a vida flua com mais leveza.

Que as palavras *"Sinto muito. Me perdoe. Eu te amo. Sou grato(a)"* ressoem em seu coração muito além destas páginas. Que você as utilize como ferramentas diárias de reconciliação consigo mesmo e com o mundo.

Este livro foi mais do que um projeto editorial para mim — foi uma experiência de transformação. Espero que, assim como eu, você sinta-se inspirado a aplicar esses ensinamentos em cada escolha, em cada silêncio, em cada reconciliação.

Lembre-se: não há pressa. A cura é um caminho contínuo e gentil. Permita-se caminhar com leveza e confiança.

Com gratidão por ter compartilhado essa jornada.

www.ingramcontent.com/pod-product-compliance
Lightning Source LLC
LaVergne TN
LVHW040044080526
838202LV00045B/3483